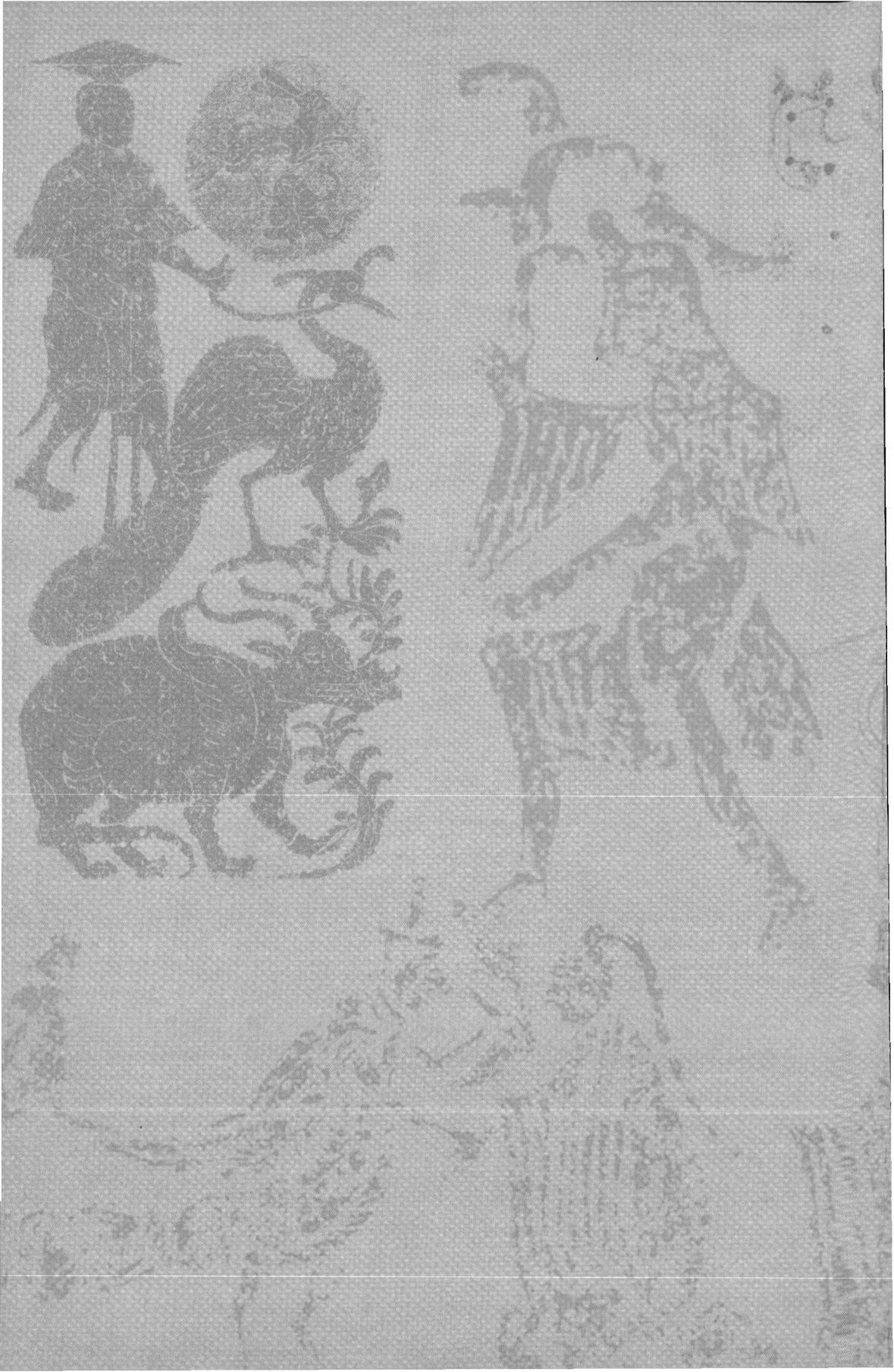

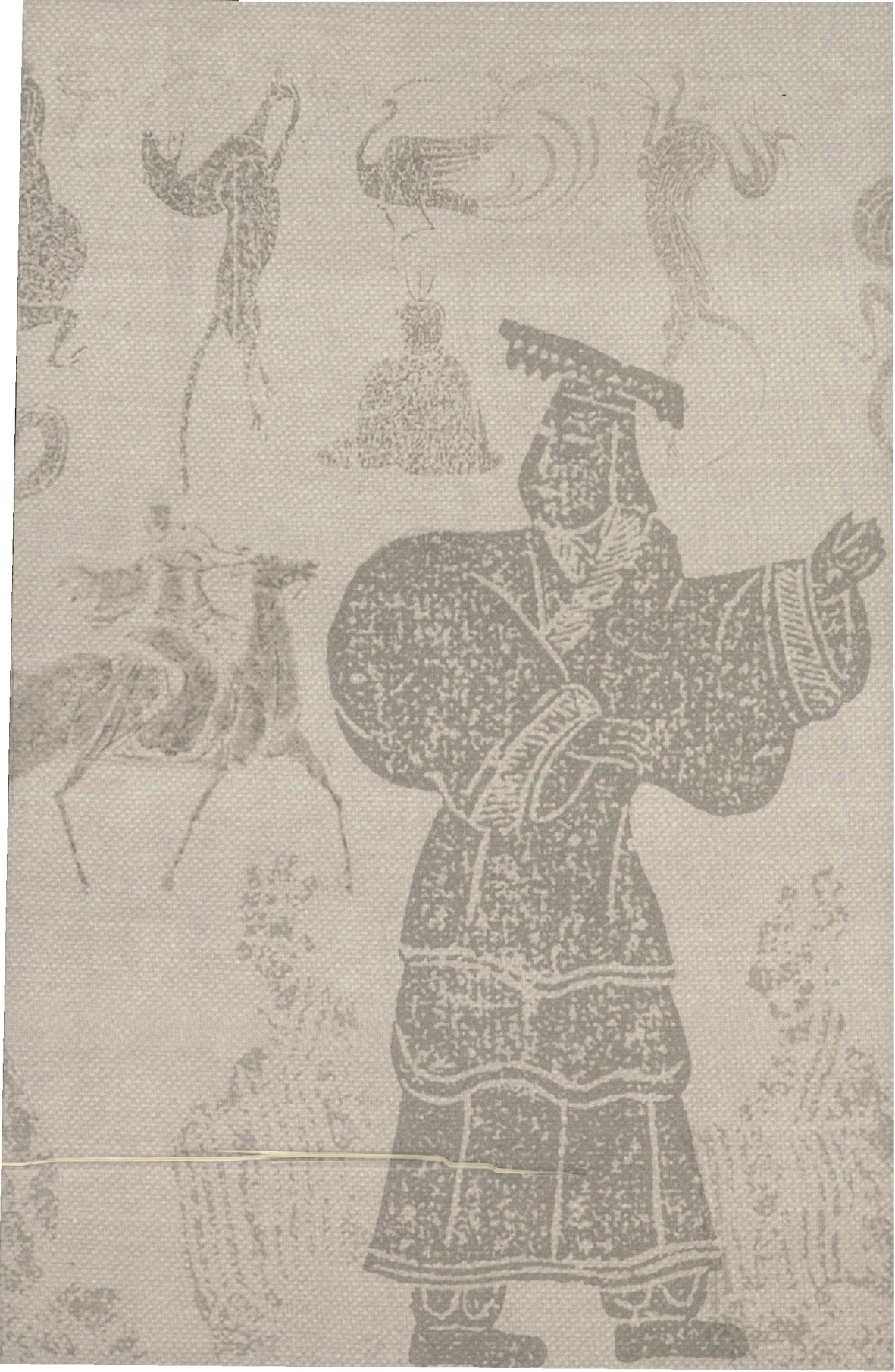

中国古医籍整理丛书

病 机 纂 要

清·赵 永 纂订

严季澜 张芳芳 赵 健 校注

中国中医药出版社

·北 京·

图书在版编目（CIP）数据

病机纂要/（清）赵永纂订；严季澜，张芳芳，赵健校注. —北京：
中国中医药出版社，2015. 12（2022. 10 重印）
（中国古医籍整理丛书）
ISBN 978 - 7 - 5132 - 2903 - 6

Ⅰ. ①病… Ⅱ. ①赵… ②严… ③张… ④赵…
Ⅲ. ①中医药 - 临床医学 - 经验 - 中国 - 清代 Ⅳ. ①R249. 49

中国版本图书馆 CIP 数据核字（2015）第 266394 号

中国中医药出版社出版

北京经济技术开发区科创十三街 31 号院二区 8 号楼
邮政编码 100176
传真 010 - 64405721
廊坊市祥丰印刷有限公司印刷
各地新华书店经销

开本 710×1000 1/16 印张 5.25 字数 36 千字
2015 年 12 月第 1 版 2022 年 10 月第 2 次印刷
书号 ISBN 978 - 7 - 5132 - 2903 - 6

定价 16. 00 元
网址 www. cptcm. com

服 务 热 线 010 - 64405510
购 书 热 线 010 - 89535836
维 权 打 假 010 - 64405753

微信服务号 zgzyycbs
微商城网址 https://kdt. im/LIdUGr
官 方 微 博 http://e. weibo. com/cptcm
天猫旗舰店网址 https://zgzyycbs. tmall. com

国家中医药管理局
中医药古籍保护与利用能力建设项目
组织工作委员会

主 任 委 员 王国强

副 主 任 委 员 王志勇　李大宁

执 行 主 任 委 员 曹洪欣　苏钢强　王国辰　欧阳兵

执行副主任委员 李　昱　武　东　李秀明　张成博

委　　　　员

各省市项目组分管领导和主要专家

　　（山东省）武继彪　欧阳兵　张成博　贾青顺

　　（江苏省）吴勉华　周仲瑛　段金廒　胡　烈

　　（上海市）张怀琼　季　光　严世芸　段逸山

　　（福建省）阮诗玮　陈立典　李灿东　纪立金

　　（浙江省）徐伟伟　范永升　柴可群　盛增秀

　　（陕西省）黄立勋　呼　燕　魏少阳　苏荣彪

　　（河南省）夏祖昌　刘文第　韩新峰　许敬生

　　（辽宁省）杨关林　康廷国　石　岩　李德新

　　（四川省）杨殿兴　梁繁荣　余曙光　张　毅

各项目组负责人

　　王振国（山东省）　王旭东（江苏省）　张如青（上海市）

　　李灿东（福建省）　陈勇毅（浙江省）　焦振廉（陕西省）

　　蔡永敏（河南省）　鞠宝兆（辽宁省）　和中浚（四川省）

前　言

　　中医药古籍是传承中华优秀文化的重要载体，也是中医学传承数千年的知识宝库，凝聚着中华民族特有的精神价值、思维方法、生命理论和医疗经验，不仅对于传承中医学术具有重要的历史价值，更是现代中医药科技创新和学术进步的源头和根基。保护和利用好中医药古籍，是弘扬中国优秀传统文化、传承中医学术的必由之路，事关中医药事业发展全局。

　　1949 年以来，在政府的大力支持和推动下，开展了系统的中医药古籍整理研究。1958 年，国务院科学规划委员会古籍整理出版规划小组在北京成立，负责指导全国的古籍整理出版工作。1982 年，国务院古籍整理出版规划小组召开全国古籍整理出版规划会议，制定了《古籍整理出版规划（1982—1990）》，卫生部先后下达了两批 200 余种中医古籍整理任务，掀起了中医古籍整理研究的新高潮，对中医文化与学术的弘扬、传承和发展，发挥了极其重要的作用，产生了不可估量的深远影响。

　　2007 年《国务院办公厅关于进一步加强古籍保护工作的意见》明确提出进一步加强古籍整理、出版和研究利用，以及

"保护为主、抢救第一、合理利用、加强管理"的方针。2009年《国务院关于扶持和促进中医药事业发展的若干意见》指出，要"开展中医药古籍普查登记，建立综合信息数据库和珍贵古籍名录，加强整理、出版、研究和利用"。《中医药创新发展规划纲要（2006—2020）》强调继承与创新并重，推动中医药传承与创新发展。

2003～2010年，国家财政多次立项支持中国中医科学院开展针对性中医药古籍抢救保护工作，在中国中医科学院图书馆设立全国唯一的行业古籍保护中心，影印抢救濒危珍本、孤本中医古籍1640余种；整理发布《中国中医古籍总目》；遴选351种孤本收入《中医古籍孤本大全》影印出版；开展了海外中医古籍目录调研和孤本回归工作，收集了11个国家和2个地区137个图书馆的240余种书目，基本摸清流失海外的中医古籍现状，确定国内失传的中医药古籍共有220种，复制出版海外所藏中医药古籍133种。2010年，国家财政部、国家中医药管理局设立"中医药古籍保护与利用能力建设项目"，资助整理400余种中医药古籍，并着眼于加强中医药古籍保护和研究机构建设，培养中医古籍整理研究的后备人才，全面提高中医药古籍保护与利用能力。

在此，国家中医药管理局成立了中医药古籍保护和利用专家组和项目办公室，专家组负责项目指导、咨询、质量把关，项目办公室负责实施过程的统筹协调。专家组成员对古籍整理研究具有丰富的经验，有的专家从事古籍整理研究长达70余年，深知中医药古籍整理研究的重要性、艰巨性与复杂性，履行职责认真务实。专家组从书目确定、版本选择、点校、注释等各方面，为项目实施提供了强有力的专业指导。老一辈专家的学术水平和智慧，是项目成功的重要保证。项目承担单位山东中医药大学、南京中医药大学、上海中医药大学、福建中医药大学、浙江省中医药研究院、陕西省中医药研究院、河南省中医药研究院、辽宁中医药大学、成都中医药大学及所在省市中医药管理部门精心组织，充分发挥区域间互补协作的优势，并得到承担项目出版工作的中国中医药出版社大力配合，全面推进中医药古籍保护与利用网络体系的构建和人才队伍建设，使一批有志于中医学术传承与古籍整理工作的人才凝聚在一起，研究队伍日益壮大，研究水平不断提高。

前言
三

本着"抢救、保护、发掘、利用"的理念，该项目重点选择近60年未曾出版的重要古医籍，综合考虑所选古籍的保护价值、学术价值和实用价值。400余种中医药古籍涵盖了医经、基础理论、诊法、伤寒金匮、温病、本草、方书、内科、外科、女科、儿科、伤科、眼科、咽喉口齿、针灸推拿、养生、医案医话医论、医史、临证综合等门类，跨越唐、宋、金元、明以迄清末。全部古籍均按照项目办公室组织完成的行业标准《中医古籍整理规范》及《中医药古籍整理细则》进行整理校注，绝大多数中医药古籍是第一次校注出版，一批孤本、稿本、抄本更是首次整理面世。对一些重要学术问题的研究成果，则集中收录于各书的"校注说明"或"校注后记"中。

"既出书又出人"是本项目追求的目标。近年来，中医药古籍整理工作形势严峻，老一辈逐渐退出，新一代普遍存在整理研究古籍的经验不足、专业思想不坚定等问题，使中医古籍整理面临人才流失严重、青黄不接的局面。通过本项目实施，搭建平台，完善机制，培养队伍，提升能力，经过近5年的建设，锻炼了一批优秀人才，老中青三代齐聚一堂，有效地稳定了研究队伍，为中医药古籍整理工作的开展和中医文化与学术的传承提供必备的知识和人才储备。

本项目的实施与《中国古医籍整理丛书》的出版，对于加强中医药古籍文献研究队伍建设、建立古籍研究平台，提高古籍整理水平均具有积极的推动作用，对弘扬我国优秀传统文化，推进中医药继承创新，进一步发挥中医药服务民众的养生保健与防病治病作用将产生深远影响。

第九届、第十届全国人大常委会副委员长许嘉璐先生，国家卫生计生委副主任、国家中医药管理局局长、中华中医药学会会长王国强先生，我国著名医史文献专家、中国中医科学院马继兴先生在百忙之中为丛书作序，我们深表敬意和感谢。

由于参与校注整理工作的人员较多，水平不一，诸多方面尚未臻完善，希望专家、读者不吝赐教。

国家中医药管理局中医药古籍保护与利用能力建设项目办公室
二〇一四年十二月

许 序

　　"中医"之名立，迄今不逾百年，所以冠以"中"字者，以别于"洋"与"西"也。慎思之，明辨之，斯名之出，无奈耳，或亦时人不甘泯没而特标其犹在之举也。

　　前此，祖传医术（今世方称为"学"）绵延数千载，救民无数；华夏屡遭时疫，皆仰之以度困厄。中华民族之未如印第安遭染殖民者所携疾病而族灭者，中医之功也。

　　医兴则国兴，国强则医强。百年运衰，岂但国土肢解，五千年文明亦不得全，非遭泯灭，即蒙冤扭曲。西方医学以其捷便速效，始则为传教之利器，继则以"科学"之冕畅行于中华。中医虽为内外所夹击，斥之为蒙昧，为伪医，然四亿同胞衣食不保，得获西医之益者甚寡，中医犹为人民之所赖。虽然，中国医学日益陵替，乃不可免，势使之然也。呜呼！覆巢之下安有完卵？

　　嗣后，国家新生，中医旋即得以重振，与西医并举，探寻结合之路。今也，中华诸多文化，自民俗、礼仪、工艺、戏曲、历史、文学，以至伦理、信仰，皆渐复起，中国医学之兴乃属必然。

迄今中医犹为国家医疗系统之辅，城市尤甚。何哉？盖一则西医赖声、光、电技术而于20世纪发展极速，中医则难见其进。二则国人惊羡西医之"立竿见影"，遂以为其事事胜于中医。然西医已自觉将入绝境：其若干医法正负效应相若，甚或负远逾于正；研究医理者，渐知人乃一整体，心、身非如中世纪所认定为二对立物，且人体亦非宇宙之中心，仅为其一小单位，与宇宙万象万物息息相关。认识至此，其已向中国医学之理念"靠拢"矣，虽彼未必知中国医学何如也。唯其不知中国医理何如，纯由其实践而有所悟，益以证中国之认识人体不为伪，亦不为玄虚。然国人知此趋向者，几人？

国医欲再现宋明清高峰，成国中主流医学，则一须继承，一须创新。继承则必深研原典，激清汰浊，复吸纳西医及我藏、蒙、维、回、苗、彝诸民族医术之精华；创新之道，在于今之科技，既用其器，亦参照其道，反思己之医理，审问之，笃行之，深化之，普及之，于普及中认知人体及环境古今之异，以建成当代国医理论。欲达于斯境，或需百年欤？予恐西医既已醒悟，若加力吸收中医精粹，促中医西医深度结合，形成21世纪之新医学，届时"制高点"将在何方？国人于此转折之机，能不忧虑而奋力乎？

予所谓深研之原典，非指一二习见之书、千古权威之作；就医界整体言之，所传所承自应为医籍之全部。盖后世名医所著，乃其秉诸前人所述，总结终生行医用药经验所得，自当已成今世、后世之要籍。

盛世修典，信然。盖典籍得修，方可言传言承。虽前此50余载已启医籍整理、出版之役，惜旋即中辍。阅20载再兴整理、出版之潮，世所罕见之要籍千余部陆续问世，洋洋大观。

今复有"中医药古籍保护与利用能力建设"之工程，集九省市专家，历经五载，董理出版自唐迄清医籍，都 400 余种，凡中医之基础医理、伤寒、温病及各科诊治、医案医话、推拿本草，俱涵盖之。

噫！璐既知此，能不胜其悦乎？汇集刻印医籍，自古有之，然孰与今世之盛且精也！自今而后，中国医家及患者，得览斯典，当于前人益敬而畏之矣。中华民族之屡经灾难而益蕃，乃至未来之永续，端赖之也，自今以往岂可不后出转精乎？典籍既蜂出矣，余则有望于来者。

谨序。

第九届、十届全国人大常委会副委员长

许嘉璐

二〇一四年冬

王 序

　　中医学是中华民族在长期生产生活实践中，在与疾病作斗争中逐步形成并不断丰富发展的医学科学，是中国古代科学的瑰宝，为中华民族的繁衍昌盛作出了巨大贡献，对世界文明进步产生了积极影响。时至今日，中医学作为我国医学的特色和重要医药卫生资源，与西医学相互补充、相互促进、协调发展，共同担负着维护和促进人民健康的任务，已成为我国医药卫生事业的重要特征和显著优势。

　　中医药古籍在存世的中华古籍中占有相当重要的比重，不仅是中医学术传承数千年最为重要的知识载体，也是中医为中华民族繁衍昌盛发挥重要作用的历史见证。中医药典籍不仅承载着中医的学术经验，而且蕴含着中华民族优秀的思想文化，凝聚着中华民族的聪明智慧，是祖先留给我们的宝贵物质财富和精神财富。加强对中医药古籍的保护与利用，既是中医学发展的需要，也是传承中华文化的迫切要求，更是历史赋予我们的责任。

　　2010 年，国家中医药管理局启动了中医药古籍保护与利用能力建设项目。这既是传承中医药的重要工程，也是弘扬优秀民族文化的重要举措，不仅能够全面推进中医药的有效继承和创新发展，为维护人民健康作出贡献，也能够彰显中华民族的璀璨文化，为实现中华民族伟大复兴的中国梦作出贡献。

相信这项工作一定能造福当今，嘉惠后世，福泽绵长。

国家卫生和计划生育委员会副主任

国家中医药管理局局长

中华中医药学会会长

王国强

二〇一四年十二月

马 序

　　新中国成立以来，党和国家高度重视中医药事业发展，重视古籍的保护、整理和研究工作。自 1958 年始，国务院先后成立了三届古籍整理出版规划小组，分别由齐燕铭、李一氓、匡亚明担任组长，主持制定了《整理和出版古籍十年规划（1962—1972）》《古籍整理出版规划（1982—1990）》《中国古籍整理出版十年规划和"八五"计划（1991—2000）》等，而第三次规划中医药古籍整理即纳入其中。1982 年 9 月，卫生部下发《1982—1990 年中医古籍整理出版规划》，1983 年 1 月，中医古籍整理出版办公室正式成立，保证了中医古籍整理出版规划的实施。2002 年 2 月，《国家古籍整理出版"十五"（2001—2005）重点规划》经新闻出版署和全国古籍整理出版规划领导小组批准，颁布实施。其后，又陆续制定了国家古籍整理出版"十一五"和"十二五"重点规划。国家财政多次立项支持中国中医科学院开展针对性中医药古籍抢救保护工作，文化部在中国中医科学院图书馆专门设立全国唯一的行业古籍保护中心，国家先后投入中医药古籍保护专项经费超过 3000 万元，影印抢救濒危珍、善、孤本中医古籍 1640 余种，开展了海外中医古籍目录调研和孤本回归工作。2010 年，国家财政部、国家中医药管理局安排国家公共卫生专项资金，设立了"中医药古籍保护与利用能力建设项目"，这是继 1982～1986 年第一批、第二批重要中医药古籍整理之后的又一次大规模古籍整理工程，重点整理新中国成立后未曾出版的重要古籍，目标是形成并普及规范的通行本、传世本。

为保证项目的顺利实施，项目组特别成立了专家组，承担咨询和技术指导，以及古籍出版之前的审定工作。专家组中的许多成员虽逾古稀之年，但老骥伏枥，孜孜不倦，不仅对项目进行宏观指导和质量把关，更重要的是通过古籍整理，以老带新，言传身教，培养一批中医药古籍整理研究的后备人才，促进了中医药古籍保护和研究机构建设，全面提升了我国中医药古籍保护与利用能力。

作为项目组顾问之一，我深感中医药古籍保护、抢救与整理工作的重要性和紧迫性，也深知传承中医药古籍整理经验任重而道远。令人欣慰的是，在项目实施过程中，我看到了老中青三代的紧密衔接，看到了大家的坚持和努力，看到了年轻一代的成长。相信中医药古籍整理工作的将来会越来越好，中医药学的发展会越来越好。

欣喜之余，以是为序。

中国中医科学院研究员

马继兴

二〇一四年十二月

校注说明

《病机纂要》系清代医家赵永纂订，其子赵明述（字喆臣）手抄，成书于清光绪二十年（1894）。赵永，字子贞，清末易水（今河北省易县）人，具体生平不详。

本书现存版本为清光绪二十年赵明述抄本，为孤本。本次校注整理即是以此版本为底本，以《古今医鉴》商务印书馆1958年据明万历己丑年（1589）刻本排印本、《丹溪心法附余》清大文堂刻本、《审视瑶函》醉耕堂本、《嵩崖尊生书》清道光四年（1824）刻本为他校本。

兹将本次校注整理工作的具体方法，简要说明如下：

1. 采用简体字横排，加新式标点符号。

2. 凡底本中因抄写致误的明显错别字，予以径改，不出校记。

3. 凡底本与校本不一致，显系底本有误者，改动底本文字，并出校说明。

4. 凡底本中的异体字、俗写字，统一以规范字律齐，不出校记。通假字一律保留，并出校记说明。

5. 原书第一部分《气血杂症赋》、第四部分《病机赋》前有"《病机纂要》，易水赵永子贞氏纂订，男明述喆臣氏手抄"字样，《病机赋》末有"光绪甲午年仲春抄完易水子贞氏识子明述手抄"字样，今一并删去。

6. 对于个别冷僻字词加以注音和解释。

7. 底本原无目录，今据正文厘定目录。

8. 原书中"症""证"混用，难以按现在中医书中概念逐一区分，所以不影响原意的，一般不改不注。

序①

　　医道深远，医书浩瀚，今之业此者，未通门径，辄自处方，余甚悯之。爰②命小子述将《方古庵用药赋》③《尊生书·病机赋》④抄出，疗症处方，庶不致大差矣，名之曰《病机纂要》云。

子贞永识

---

　　①　序：底本原无"序"字，为使层次清晰，故加。
　　②　爰．原作"授"，据文义改。
　　③　方古庵用药赋：即《古庵方氏赋》，收录于《丹溪心法附余》。
　　④　尊生书病机赋：即清代景日昣著《嵩崖尊生书》卷五《病机部·病机赋》。

目 录

病机篡要

二

气血杂症赋

尝闻血不足则生热，斯河间之确论；气有余便是火，佩丹溪之格言。气盛者，为喘急，为胀满，为痞塞，兼降火必自已；血虚者，为吐衄，为烦蒸，为痨瘵，非滋阴而难痊。

理中汤治脾胃虚冷，润下丸化胸膈痰涎。暴呕吐逆为寒所致，久嗽咯血是火之愆①。平胃散疗湿胜，濡泻不止。益荣汤治怔忡，恍惚无眠。枳壳散、达生散令孕妇束胎而易产，麻仁丸、润肠丸治老人血虚而难便。定惊悸须牛黄珠珀，化虫积必鹤虱雷丸。通闭以葵菜菠薐②，取其滑能养窍。消瘿以昆布海藻，因其咸能软坚。斯先贤之妙秘，传后进以有闻。

所谓夏伤于暑，秋必作疟。近而暴者，即时可疗③。远而痎④者，三日一发。若瘅疟，但用清肌；在阴分，勿行截药。人参养胃，治寒多热少而虚；柴胡清脾，理热多寒少而渴。自汗阳亏，盗汗阴弱。嗽而无声有痰兮，脾受湿侵；咳而有声无痰兮，肺缘火烁。霍乱有寒有暑，何《局方》泥乎辛温？积聚有虚有实，岂世俗通于峻补⑤！当知木郁可令吐达，金郁泄而土郁夺，水郁折而火郁发。泄发即汗利之称，折夺是攻抑之别。倒仓廪，去陈莝，中州荡涤良方；开鬼门，洁净府，上下分消妙法。大抵暴病匪热，久病匪寒。臀背生疽，良由积热所致。

---

① 愆（qiān 千）：罪过，过失。
② 菠薐（léng）：即菠菜。
③ 疗：《古今医鉴》作"瘳"。瘳（chōu 抽），病愈。
④ 痎（jiē 街）：三日一发的疟疾。
⑤ 补：《古今医鉴》卷一作"削"，义胜。

心腹卒痛，却乃暴寒所干。五泄五疸因湿热，惟利水为尚。三消三衄为相火，宜滋阴自安。呕吐咳逆咎归于胃，阴癫疝瘕统属于肝。液归心而作汗，敛之者黄芪六一。热内炽而发疹，消之者人参化斑。身不安兮为燥，心不宁兮为烦。忽然起僵起粟昏冒者，名为尸厥。卒然跌仆流涎时醒者，号为癫痫。满腹①吞酸，此是胃中留饮。胸膨嗳气，盖缘膈上停痰。欲得回春之力，当修起死之丹。窃惟阴阳二症，疗各不同，内外两伤，治须审别。内伤外伤辨口鼻呼吸之情，阴症阳症察尺寸往来之脉。既明内外阴阳，便知虚实冷热，曰浊曰带，有赤有白，或属痰而或属②火，白干气而赤干血③，本无寒热之分，但有虚实之说。痢亦同然，瘀积湿热，勿行淡渗兜涩汤丸，可用汗下温寒涌泄。导赤散通小便癃闭，温白丸解大肠痛结，地骨散退劳热偏宜，礞石丸化结痰甚捷。火郁者必扪其肌，胎死者可验其舌。延胡苦楝，医寒疝控引于睾丸，当归龙荟，泻湿热痛攻于两胁。当以诸痛为实，诸痒为虚。虚者，精气不足；实者，邪气有余。泄泻有肠垢鹜溏，若滑脱则兜涩为当。腹痛有食积郁热，倘阴寒姜桂④可施。厥心痛者，客寒犯胃；手足和者，温散即已。真头痛入连于脑，爪甲黑者危笃难医。结阳则肢肿有准，结阴则便血无疑。足膝屈弱曰脚气，肿痛者湿多热盛⑤。腰痛不已曰肾虚，挫闪者气滞血瘀。巅顶苦疼药尊藁本，鼻渊不止方选

---

① 腹：此后原衍"乔"字，据《古今医鉴》卷一删。

② 属：原脱，据《古今医鉴》卷一补。

③ 白干气而赤干血：侵犯气分则白，侵犯血分则赤。干，犯、冒犯、侵犯之意。

④ 桂：《古今医鉴》卷一作"附"。

⑤ 肿痛者湿多热盛：原作"肿痛者湿痛者湿多热盛"，据《古今医鉴》卷一改。

辛夷。手麻有湿痰死血,手木缘风湿气虚。淋沥似欲通不通,气虚者清心莲子饮。便血审先粪后粪,阴结者平胃地榆。盖闻溲便不利谓之关,饮食不下谓之格,乃阴阳有所偏乘,故脉息因而覆溢①。咳血与呕血不同,咳血嗽起,呕血逆来。吞酸与吐酸各别,吞酸刺②心,吐酸涌出。水停心下曰饮,水积胁下曰癖,行水以泽泻茯苓,攻癖以芫花大戟。控涎丹虽云峻利,可逐伏痰。保和丸性本温平,能消食积。溺血则血去无痛,有痛自是赤淋。短气乃气难布息,粗息者却为喘急。胃脘当心而痛,要分客热客寒;遍身历节而痛,须辨属风属湿。通圣散专疗诸风,越鞠丸能开六郁。虚弱者目眩头晕,亦本痰火而成。温热者精滑梦遗,或因思想而得。缘杂病诸③繁无据,机要难求④,非伤寒经络有准,形症可识,临病若能三思,用药庶无大失。

---

① 覆溢:覆、溢脉为两种不同的脉象。覆脉是超越尺部而下臂的脉象,溢脉为超越寸口而上鱼际的脉象。《难经》云:"覆、溢,是其真脏之脉,人不病而死也。"

② 刺(là辣):同"瘌"。痛。《方言》卷二:"刺,痛也。"

③ 诸:《古今医鉴》卷一作"绪"。

④ 求:《古今医鉴》卷一作"明"。

古庵方氏赋

　　方广，字约之，号古庵，嘉靖休宁人。读儒之暇，留意医经，为名医，善用丹溪法，著《丹溪心法附余》《药性书》《伤寒书》。

　　医非小道，乃寄死生，最要变通，不宜固执，明药脉病治之理，悉望闻问切之情。药推寒热温凉和平之气，辛甘淡苦酸咸之味，升降浮沉之性，宣通补泻之能。脉究浮沉迟数滑涩之形，表里寒热虚实之应，阿阿嫩柳之和，弦钩毛石之顺。药用君臣佐使，厥①分老幼瘦肥。药乃天地之精，药宜切病。脉乃血气之表，脉贵有神。病有外感、内伤、风、寒、暑、湿、燥、火之机，治宜宣、通、补、泻、滑、涩、燥、湿、轻、重之剂。外感异乎内伤，寒症不同热症，外感宜泻而内伤宜补，寒症可温而热症②可清，泄补得宜，须臾病愈，温清失度，顷刻人亡。外感风寒，宜分经而解散。内伤饮食，可调胃以消镕。胃阳主气，司纳受，阳常有余；脾阴主血，司运化，阴常不足。胃乃六腑之本，脾为五脏之源。胃气弱则百病生，脾阴足则万邪息。病多寒冷郁气，气郁发热，或出七情动火，火动生痰，有因行藏动静以伤暑邪，或是出入雨水而中湿气，亦有饮食失调而生湿热，倘或房劳过度以动相火，制伏相火，要滋养其真阴。以下六条言治法。祛除湿热，须③燥补其脾胃，外湿宜表散，内湿宜淡渗，阳暑可清热，阴暑可散寒。寻火寻寒④，分多分少

---

① 厥：《丹溪心法附余》卷二十四作"脉"，义胜。
② 症：原脱，据《丹溪心法附余》卷二十四补。
③ 须：《丹溪心法附余》卷二十四作"烦"。
④ 寒：《丹溪心法附余》卷二十四作"痰"。

而治，究表究里，或汗或下而施。痰因火动，治火为先，火因气生，理气为主。治火，轻者可降，重者从其性而升消；理气，微则宜调，甚者究其源而发散。实火可泻，或泻表而或泻里；虚火宜补，或补阴而或补阳。暴病之谓火，怪病之谓痰。寒热湿燥风，五痰有异；温清燥润散，五治不同。有因火而生痰，有因痰而生火，或郁久而成病，或病久而成郁，金木水火土五郁当分，泄折达发夺五法宜审。郁则生火生痰而生病，病则耗气耗血而致虚。病有微甚，治有从逆，微则逆治，甚则从治。病有标本，急则治标，缓则治本，法分攻补，虚而用补，实而用攻。少壮新病，专攻是则；老衰久病，兼补为规。久病兼补虚而兼解郁。陈癥，或涤荡，而或销镕。积在肠胃，可下而愈；块在经络，宜销而行①。女人气滞于血，宜开血而行气；男子阳多乎阴，可补阴以配阳。苁蓉、山药，男子之佳珍；香附、缩砂，女子之至宝。气病血病两者宜分，阳虚阴虚二者勿紊。气病阳虚，昼重而夜轻。血病阴虚，昼轻而夜重。阳虚生寒，阴虚生火，寒生湿，湿生热，火生燥，燥生风。阳盛阴虚则生火，火逼血而错经妄行；阴盛阳虚则生寒，寒滞气而周身浮肿。阳虚畏外寒，阴虚生内热。补阳②补气用甘温之品，滋阴③滋血以苦寒之流。调气贵乎辛凉，和血必须辛热。阳气为阴血之引导，阴血乃阳气之归依。阳虚补阳，阴虚补阴，气病调气，而血病和血。阴阳两虚，惟补其阳，阳生而阴长；气血俱病，只调其气，气行则血随。藏水发水，以节阳气之燔；滋水养水，

---

① 行：《丹溪心法附余》卷二十四作"痓"。

② 补阳：原脱，据《丹溪心法附余》卷二十四补。

③ 滋阴：原脱，据《丹溪心法附余》卷二十四补。

以治心火之亢。火降水升①，斯人无病；阳平阴秘，我体长春。小儿纯阳而无阴，老人多气而少血。肥人气虚有痰，宜豁痰而补气；瘦者血虚有火，可泻火以滋阴。膏粱无厌，发痈疽热燥所使②。淡薄不堪，生肿胀寒湿而然。北地耸高，宜清热而润燥；南方洿下，可散湿以温寒。病机既明，用药勿忒。

麻黄汤发腊月寒伤荣，桂枝汤散冬天风伤卫。九味羌活汤发三时之表，六神通解散理晚发之邪。香苏散、十神汤、参苏饮发表调中，葛根汤、解肌汤、小柴胡和解半表。大柴胡、三承气攻热邪传里，理中汤、四逆汤散寒中阴经以上治外感。补中益气汤治饥饱劳碌，升阳顺气汤疗恐怒忧思。调中益气汤调脾胃失协，参③术调中汤治脾胃俱伤。升阳散火汤升散热邪凡言热者指外热也，升阳益胃汤分消湿气以上治内伤。和解散、金沸草散治时行寒疫，神术散、定风饼子疗暴中风邪。人参败毒散、升麻葛根汤解温疫而败阳毒，升麻汤、雄黄解毒丸散天行而理咽痛。宣明双解散主温热始终④之要药，藿⑤香正气散治暑湿⑥内外之良方。香薷饮、清暑益气汤、人参白虎汤、益元散、缩脾饮能驱实虚暑气，平胃散、羌活胜湿汤、升阳除湿汤、五苓散、术附汤善解内外湿邪。生料五积散解湿理寒治表里⑦之寒湿，防风通圣散清热润燥治表里之热燥。搜风顺气丸、神芎

---

① 升：原作"生"，据《丹溪心法附余》卷二十四改。
② 所使：原脱，据《丹溪心法附余》卷二十四补。
③ 参：原作"苍"，据《丹溪心法附余》卷二十四改。
④ 始终：原脱，据《丹溪心法附余》卷二十四补。
⑤ 藿：原作"霍"，据《丹溪心法附余》卷二十四改。
⑥ 湿：原脱，据《丹溪心法附余》卷二十四补。
⑦ 里：原作"理"，据文义改。

丸润大肠燥症，黄连解毒汤、三黄汤①泻三焦火邪凡言火者指内火也。当归六黄汤泻火滋阴，防风当归饮补虚退热。舟车丸、三化神佑丸能除湿热，秦艽汤、羌活愈风汤善解燥风。胃苓汤主伤暑泄泻腹痛，柴苓汤治伤寒泄泻身热。桂苓白术散疗霍乱而口发渴，加减理中汤治吐泻而咽不干。苍术汤、胃风汤治湿伤气分，白痢便脓。地黄汤、芍药汤主热伤血分，赤痢下血。万安散、七宝饮治疟无汗而寒多热少，清脾饮、六合汤②治疟有汗而寒少热多。华盖散、五拗汤主喘嗽因寒外袭，洗肺汤③、贝母散治喘嗽因火内生以上发表和中以治风寒燥火暑湿。白虎汤除胃火有余，八珍汤补肺④阴不足。白术和胃散⑤能养脾胃宽中，进食丸善滋形气。治中汤、枳术汤⑥、和中丸、大安丸、保和丸健脾消食，香壳丸、香棱丸、积气丹、妙功丸、消块丸破积除癥。木香枳壳丸疗食停久而发黄，神妙列仙散治酒积陈而成疸。木香枳术丸、化滞汤调气进食，七转灵应丹、万应丸取积追虫。丁香脾积丸、妙应丸治心腹诸痛，大黄备急丸、正阳散疗卒暴百病。三棱消积丸治新伤生冷硬物内用巴豆，木香槟榔丸疗久患气食痞膨内用大黄。巴豆斩关，去新时之冷积可仗；大黄破结，推陈久之热癥宜遵。气病宜调气，用木香、槟榔、香附、枳壳；血病宜和血，用川芎、当归、桃仁、红花。越鞠丸、木香流气饮开郁气之无形。蟠葱散、撞气阿魏丸破积血之有质。神砂一粒丹疗气郁而为心疼，神圣代针散治血积而作疝

---

① 三黄汤：《丹溪心法附余》卷二十四作"三黄丸"。
② 六合汤：《丹溪心法附余》卷二十四作"六和汤"。
③ 洗肺汤：《丹溪心法附余》卷二十四作"洗肺散"。
④ 肺：《丹溪心法附余》卷二十四作"脾"。
⑤ 白术和胃散：《丹溪心法附余》卷二十四作"白术和胃丸"。
⑥ 枳术汤：《丹溪心法附余》卷二十四作"枳术丸"。

气。独活寄生汤开气血①结滞在腰，当归拈痛丸②散湿热③沉凝于足。控涎丹、小胃丹治湿热流注四肢作痛，金枣丹、虎骨散疗气血怫郁遍体为病以上调胃消食并治气血湿热郁积。二陈汤以豁痰，三补丸而泻火。六君汤豁痰补气调胃，六物汤降火补血滋阴。当归龙荟丸善降阴火，兼治胁痛；人参养胃汤能开结痰，兼疗久疟。太平丸、消化丸治痰嗽有功；左金丸、香连丸除热痛必效。洗心散、洗肝散泻心肝之火；滚痰丸、化痰丸蠲热燥之痰。四七汤、黑锡丹④开痰⑤结心胸；清空膏、凉膈散除火升头膈。石膏羌活散治风热上攻头目，祛风明目，葛花解醒汤疗湿痰中满肠胃，龙脑鸡苏丸除肺心虚烦，人参泻肺汤散胸膈实火。犀角地黄汤、桃仁承气汤、茯苓补心汤、阿胶丸、小建中汤治火载血而上出，当归承气汤、瑞竹蒲黄散、当归和血汤⑥、聚金丸、伏龙肝散疗阳逼阴而下行。红花当归散、千金桃仁煎、六合汤理经脉不通。凉血地黄汤、解毒四物汤、胶艾汤治漏崩不止。金匮当归散⑦清热安胎而易产，丹溪天麻丸和血保产而无惊。女金丹、乌鸡丸调气血，令老妇妊娠；天一丸、连翘饮泻火湿，主小儿百病。惺脾散⑧、玉饼子、肥儿丸、香棱丸治婴儿脾气不足而致咎；泻青丸、夺命散、抱龙丸、槟榔丸疗童稚肝邪有余而生灾。金箔镇心丹安神定惊，五福化毒丹、犀角

---

① 血：原脱，据《丹溪心法附余》卷二十四补。
② 当归拈痛丸：《丹溪心法附余》卷二十四作"当归拈痛汤"。
③ 热：原脱，据《丹溪心法附余》卷二十四补。
④ 黑锡丹：原作"黑铅丹"，据《丹溪心法附余》卷二十四改。
⑤ 痰：原脱，据《丹溪心法附余》卷二十四补。
⑥ 当归和血汤：《丹溪心法附余》卷十一作"当归和血散"。
⑦ 金匮当归散：原作"金匮当归汤"，据《丹溪心法附余》卷二十四改。
⑧ 惺脾散：《丹溪心法附余》卷二十四作"醒脾散"。

消毒饮清热解毒。异功散补痘疹之虚寒，通圣散泻斑疹之湿实。内疏黄连汤、千金漏芦汤主阳痈肿焮向外，内托复煎散、渊然夺命丹治阴疽毒蕴于中。立马回疔丹、万灵夺命丹疗疔疮而有殊功，神效太乙膏、散肿溃坚汤治瘰疬而收实效。紫金丹治药食众毒并痈疽疔肿主解利，如圣散疗风湿诸邪及瘫痪诸风主发散。香壳丸、芎归丸疗痔而清热凉血，槐角丸、乌玉丸治漏而散湿补虚。清心莲子饮、八正散治小便淋浊，有虚实之分；导滞通幽汤、三和散润大肠燥结，有血气之异。海藏五饮汤散五等之饮，开结枳实丸消诸般之痰。导痰汤、三生丸豁痰疏风，千缗汤、四磨汤下气定喘。苏子降气汤消痰利气，三因七气汤解闷开心。瓜蒂散、稀涎散、四灵散吐涎而祛风，苏青丹、星香汤、涤痰汤豁痰而顺气。苏合香丸、乌药顺气散、匀气散善开结气，小省风汤、青州白丸子、搜风丸能散风痰。牛黄清心丸治诸痰热而类风者，小续命汤疗真中风而在脉。三化丸①治中风入腑，推陈润燥；至宝丹治邪入脏，散热消风。龙星丹疏风清热化②痰，愈风丹润燥祛风泻火。换骨丹、续命丹治风痰充塞经络而为瘫痪，清燥汤、健步丸疗湿热熏蒸筋骨而成痿疲。南星治风痰，苍术治湿痰，天花粉治热痰，海石治燥痰，半夏治寒痰。柴胡泻肝火，黄连泻心火，白芍泻脾火，黄芩泻肺火，黄柏泻肾火。天冬、麦冬、知母、石膏、竹茹、童便、玄明粉、上清丸能散虚火，荆沥、竹沥、贝母、瓜蒌、韭汁、姜汁、霞天膏、竹沥汤善开虚痰。气虚加以四君，血虚加以四物以上治痰火风气。四君补气并益脾，四物补血兼滋肾。八物汤、十全大补

---

① 三化丸：《丹溪心法附余》卷二十四作"三化汤"。
② 化：《丹溪心法附余》卷二十四作"豁"。

汤补气血两虚，固本丸、古庵心肾丸滋心肾不足。钱氏白术散、参苓白术散、竹叶石膏汤补脾胃诸虚，丹溪补阴丸、金匮肾气丸、三一肾气丸滋真阴久损。崔氏八味丸补阴与阳，天王补心丹宁神定志。朱砂安神丸凉血清心，八味定志丸补虚开窍。茯菟丸①、草薢分清饮除浊止淋，固精丸、固真大宝丸秘精收脱。保和丸②、知母茯苓丸③、黄芪鳖甲汤止嗽宁肺，保真汤、一味人参散、人参养荣汤除热补虚。一秤金、七仙丹乌须驻颜，琼玉膏、固本酒延年益寿以上补气血脏腑。依方加减存乎人，要审病而合一，用药补泻在于味，奇偶复七方须知大、小、缓、急、奇、偶、复也，初④中末三治要察⑤。寒因热用，热因寒用，通因通用，塞因塞用。高者抑之，下者举之，外者发之，内者夺之。寒则坚凝，热则开行，风行胜湿，湿则能润燥，辛则散结，甘则缓中，淡则利窍，苦则泄逆，酸则收耗，咸则软坚。升降浮沉则顺之，寒热温凉宜逆也。病有浅深，治有难易，初感风寒，乍伤饮食，一药可愈，旧存痃⑥癖，久患虚痨，万方难疗。针能泄气病而作痛，灸则消血癥以成形。脏寒虚夺者，治以灸蒸；脉病挛痹者，疗以针刺；血实蓄结肿热者，宜从砭石；气滞痿厥寒热者，当仿引导；经络不通，病生于不仁者，须觅醪醴；血气凝滞，病生于筋脉者，可行熨药。病剽悍者，按而收之，干霍乱者，刮而行之。医业十三科，宜精一派，病情千万变，仔细推详。

---

① 茯菟丸：原作"茯兔丸"，据《丹溪心法附余》卷二十四改。
② 保和丸：《丹溪心法附余》卷二十四作"保和汤"。
③ 知母茯苓丸：《丹溪心法附余》卷二十四作"知母茯苓汤"。
④ 初：原作"补"，据《丹溪心法附余》卷二十四改。
⑤ 要察：原脱，据《丹溪心法附余》卷二十四补。
⑥ 痃（xuán 玄）：古病名，亦称"痃气"。脐旁气块，泛指生于腹腔内弦索状的痞块。

眼科辨症用药赋

凡观人目而无光华神色者，定是昏矇，男子酒色劳役，女子气怒郁结，多因气血虚损①，则目疾昏花，因之而起。故宜先察部分形色，次辨虚实阴阳，更别浮沉，当知滑涩，看形色之难易，详根脚之浅深。经云：阳胜阴者暴，阴胜阳者盲，虚则多泪而痒，实则多肿而痛，此乃大意然也。夫血化为真水，在脏腑而为津液，升于目而为膏汁，得之则真水足而光明，眼目无疾，失之则火邪盛而昏矇，翳障即生。是以肝胆亏弱目始病，脏腑火盛眼方痛。赤而且痛火邪实，赤昏不痛火邪虚。故肿痛涩而目红紫，邪气之实，不肿不痛而目微红，血气之损②。大眦赤者心之实，小眦赤者心家虚。眵多热结肺之实，眵多不结肺家虚。黑花茫茫肾气虚，冷泪纷纷肾精弱。赤膜侵睛火郁肝，白膜侵睛金凌木。迎风极痒肝之虚，迎风刺疼肝邪实。阳虚头风夜间暗，阴虚脑热早晨昏。日间痛者是阳邪，夜间痛者属阴毒。肺盛兮白膜肿起，肝盛兮风轮泛高。赤丝缭乱火为殃，斑③翳结成气为滞④。气实则痛⑤而燥闷，气虚则痛而恶寒。风痰湿热，恐有瞳神散大，丧明之患。耗神损肾，必主瞳人⑥细小，昏盲之殃。眸子低陷

---

① 男子……气血虚损：《审视瑶函》卷一作"男子必酒色劳役气怒，女子郁结风多，气血虚损"。

② 损：《审视瑶函》卷一作"虚"。

③ 斑：原作"班"，据《审视瑶函》卷一改。

④ 斑翳结成气为滞：《审视瑶函》卷一作"斑翳结成五气滞"。

⑤ 痛：原作"虚"，据《审视瑶函》卷一改。

⑥ 人：《审视瑶函》卷一作"神"。

伤乎血，胞胪突出损乎精。左转右兮阳邪盛，右转左兮阴邪兴。湿热盛而目睛黄色，风热盛而眼沿赤烂。近视乃火胜，远视因水虚。脾肺液损，倒睫拳毛。肝肾邪热，突起睛高。故睛突出眶者，火极气盛。筋牵胞动者，血虚风多。阳盛阴虚，赤星满目。神劳精损，黑雾遮睛。水少血虚多痛涩，头眩眼转属阴虚。目昏流泪，色欲伤乎肾气。目出虚血，邪火郁在肝经。病后目昏气血不足，小儿害眼营卫之虚。久视伤睛成近视，因虚湿热变残风。色欲过多成内障，七情太伤定昏盲。迎风泪出，分清分浊。天行赤热，有实有虚。目赤痛而寒热似疟，小便涩乃热结膀胱，脑胀痛而涩疼如针，大便秘乃火居脏腑。三焦火盛，口渴生疮。六腑火灾^①，舌干唇燥。目红似火，丝脉忌紫如虬。泪热如汤，浊水怕稠如眵。脑胀痛，此是极凶之症。连眶肿，莫言轻缓之灾。鼻塞生疮，热郁于脑，当和肝而泻肺。耳鸣头晕，火盛于水，宜滋肾以清心。嗜酒之人，湿热熏蒸精气，浊多赤黄而瘀肉。贪淫之辈，血少精虚气血亏，每黑暗以昏蒙。孕中目病，非有余，乃气血之亏耗。产后目疾，为不足，因荣卫之衰虚。瘀血滞而贯睛，速宜开导。血赤紫而侵瞳，轻亦丧明。睑硬睛疼，肝风热而肝血少。胞^②胀如杯，木克土而肝火盛。黄膜上冲，云生膜内，盖因火瘀邪实。赤膜下垂，火郁络中，故此血滞睛疼。凝脂翳生，肥浮嫩而易长，名为火郁肝胆。花翳白陷，火烁络而中低，号为金来克木。实热生疮，心火炽而有瘀滞。迎风赤烂，肝火盛而多泪湿^③。迎风冷热泪流，肝肾虚而精血

① 灾：《审视瑶函》卷一作"炎"，义胜。
② 胞：《审视瑶函》卷一作"睥"。
③ 肝火盛而多泪湿：《审视瑶函》卷一作"肝火赤而睥泪湿"。

弱。无时冷热泪下，肝胆衰而肾气虚。大小眦漏血水，泻其南而补其北。白轮丝膜红黄，红则热，而黄则湿。或血少而哭泣，津液枯而目涩痛。或酒欲而食毒，脾肾伤而目赤黄。风木克乎脾土，故迎风即作赤烂。血虚不润肌肉，故无风亦生赤烂。血少神劳精神衰，则瞻视昏渺。火邪有余，在心经，则痛如针刺。五脏毒而赤膜遍睛，脾积毒而胬①肉侵目。怕热涩痛，知脾实；羞明不痛，属脾虚。目昏乃血少肾亏，多昏暗。积年目赤号风热，两目赤肿号风毒。聚开之障，时圆②缺而时隐现，症因于痰火湿热。聚星之障，或围聚而或连络，疾发于醇酒厚味。青眼膏损皆因火炽，瘀血贯睛总由凝滞。胎风兮小儿赤烂，胎毒兮小儿癍疮。血气滞兮星上，火邪实兮障遮。痘症多损目，浊气来损清和之气。疳病亦伤睛，生源而失化养之源。小儿青盲肝血虚，小儿白膜肺气热，小儿雀目肝不足，小儿目疮胎秽污。青盲内障肝风炽③，二目赤肿脑热冲④。老幼同发天行热，时常害眼心火盛。痰火并燥热，伤睛之本。头风用艾灸，损目之宗。酸辣食多损目，火烟冒久伤瞳。劳瞻竭视，能致病而损光华。过虑多思，因乱真而伤神志。目中障色不正，急宜早治。眼内神水将枯，速思早医。原夫目之害者发于微，睛之损者由于渐。欲无大患，防制其微。大抵红障凹凸，怕如血积肉堆。白障难除，喜似水清脂嫩。瞳神亏损，有药难医。轮廓破伤，无方可救。外障珠不损，何必多忧。内障瞳虽在，其实可畏。勿以障薄而为喜，勿以翳厚而为忧。与其薄而沉坚，不若厚而浮嫩。

---

① 胬：原作"努"，据《审视瑶函》卷一改。
② 圆：原作"园"，据《审视瑶函》卷一改。
③ 炽：《审视瑶函》卷一作"热"。
④ 脑热冲：《审视瑶函》卷一作"热冲脑"。

红者畏紫筋如线，白者怕光滑如磁。翳有正形，风无定体，血实亦痛，血虚亦痛，须当细辨。病来亦痒，病去亦痒，决要参详。

病机赋

摘录《尊生书》

暴中卒厥

经云，暴中卒厥，皆由水不制火，亦因喜怒悲思，五志过极热多。卒然仆倒昏愦，痰涎壅塞潮作。若或口开心手撒脾，声鼾肺遗尿肾眼合肝，此是脏绝不治，若不全见犹可。其有摇头撺目，面妆发直吐沫，汗珠面黑遗尿，眼闭口开喘多，与夫吐出紫红，此为不治之疴。

脉

浮大、浮数皆是风邪，寒则浮迟，湿则浮涩，虚火为暑，非时则虚，微而兼数，沉而且迟，其或浮紧，俱是中气。风应人迎，气应气口，洪大为火，滑为痰滞，当察时气，并其起居，参以现症，审定施治。

中风

中腑面现五色，恶寒脉浮身热，或中身前身后，亦或中于身侧。若或中脏口撒，舌硬耳聋鼻塞，中腑多兼中脏，必定二便闭结。治须少汗少下，过则损气损血。若无表热里实，此为邪中经脉，治宜静胜其燥，大秦艽汤养血。顺气活血为宜，散风破气非也。其有瘫痪偏枯，非真中风宜别。其或中腑得愈，切宜绝戒酒色。

脉

中风浮吉，滑兼痰气。其或沉滑，勿以风治。或沉或浮，而微而虚。扶元治痰，风未可疏。浮迟者吉，急疾者殂。

中寒

体虚不善调摄，故尔触冒寒邪。卒晕口禁失音，肢①强恶寒发热。甚则昏迷不醒，多汗面兼赤色。何以异于伤寒，以其不甚发热。

脉

中寒之脉，迟而且紧，夹风脉浮，眩晕不仁，兼湿脉濡，疼痛肿甚。

中气

七情皆能为中，因怒而中尤多。大与中风相似，治以风药不可。中气身冷无痰，风则身温痰多。

脉

风应人迎，气应气口，微而兼数，沉而且迟，其或浮紧，俱是中气。

中暑

暑热最能伤气，勿作伤寒误治。身热头痛相类，背寒肢凉为异。甚则倒到喘满，燥渴吐泻作庆。大抵中暑闷乱，不可饮冷卧湿。若兼虚脉浮暑风，香薷②加羌可医。

---

① 肢：原作"支"，据《嵩崖尊生书》卷五改。
② 薷：原作"茹"，据《嵩崖尊生书》卷五改。

脉

暑伤于气，所以脉虚，弦细芤豁，体壮无余。

中食

忽然厥逆昏迷，不言肢且不举。此因醉饱感寒，或因怒滞胃气。此为内伤至重，勿误中风中气。

脉

胸膈壅塞，气口紧盛。

中湿

湿流身体烦痛，病由内外湿成。腰坠头则如裹，声壅如瓮里鸣。肢节痛兼痿痹，四肢缓纵难行。惟宜上下分消，不可大汗大攻。其或疽肿虚浮，湿郁宜资风升。

脉

湿则濡缓，或兼涩小。入里沉缓，浮缓在表。若缓而弦，风湿相搅。

内伤劳倦

劳役喘且汗出，内外皆越耗气。气衰火乘虚旺，壮火蚀脾元气。表热四肢懒动，汗喘心烦懒语。

脉

劳伤之脉，浮大而虚。若损胃气，隐伏无迹。

发热

世间发热之症，数种绝类伤寒。冬月表邪外感，麻桂辛热发散。春温变用辛凉，夏暑用甘苦寒。其或夏寒冬温，病感时令不顺。冬温勿投温剂，夏寒勿使凉甚。又有一种热病，春夏瘟疫盛行，宜参气运施治，清热解毒有功。若夫饮食劳倦，内伤虚热阳陷，甘温补气不足，补中益气堪羡。又若劳心好色，内伤真阴亏歉，阴亏阳胜变火，是谓阴虚劳歉。血药补血不足，四物加以知柏。再若夏月伤暑，外感却是内伤，热伤元气不足，清暑益气堪尝。又有暑月食冷，大热过取风凉，治宜辛热辛温，却与伤寒相仿。

脉

实热之脉，洪盛有力，阳实阴虚，下之则愈。虚热脉虚，泻热补气，外感人迎，内伤气口，视其紧盛，以决症候。昼热气病，夜热血痾，有时发止，是在经络，邪气陷深，昼少夜多，是血室热，泻血汤可。

恶寒

阳虚恶寒汗多，由于腠理疏豁，表虚黄芪建中，阳虚四君子合。振栗恶寒非寒，火亢兼化水过，四物加以连柏，里实承气亦可。外感发热恶寒，因时解散即安，无热调中益气，加芪桂枝可痊。若还恶寒洒淅，肺受火邪失职，甘桔酒芩栀麦，五味枣仁可医。

疟疾

暑风食积与痰，肌粟频打呵欠，乃作寒栗鼓颔，身痛求饮绵绵。一日一发午前，邪在阳分易安，芩苓等味和阳，阳畅而病自安。间日三日午后，邪在阴分难救，归地川芎补阴，知柏升麻佐酒。先提病升阳分，然后截之莫骤。间日连发二日，又或日夜俱发，此为气血俱病，四物四君莫差。有汗须要扶正，无汗须要驱邪，经试速效劫剂，必致胃伤堪嗟。又有两日一发，痎疟绵缠病大，不可误服峻剂，补药养气为佳。其余治法多端，条析本疾条下。大凡疟之初发，便宜开痰散风，兼以消食化气，其后虽发亦轻。

脉

弦数多热，宜发其汗；或弦而迟，宜温其寒；弦而紧实，下之自安；弦而虚细，补之可痊。弦短多食，弦滑多痰，实大宜吐，迟缓自痊。久疟脉虚，养正救偏。

厥病

阴厥因泄利成，身寒肢冷唇青，足蜷溲利不渴，理中四逆有灵。阳厥热甚似阴，二便闭塞肢冷，承气太乙诸汤，以治此病有功。若夫痰厥清厥，治法各不相同。

脉

阴厥脉迟，阳厥脉数，气厥脉伏，气虚脉弱。血虚而厥，芤涩脉作。若因痰滞，沉滑脉多。

气病

气为一身之卫，七情伤之则滞。凡气有余皆火，诸痛悉因于气。辛香行气要品，若久任之则弊。

脉

下手脉沉，便知是气。沉极则伏，濡弱难治。其或沉滑，气兼痰郁。

郁病

气郁胸肋满壅，湿郁关节身痛，热郁昏瞀①水赤，血郁能

---

① 昏瞀（mào 貌）：昏沉，神志昏乱。

食便红，痰郁动则喘满，食郁酸嗳嘈鸣。

脉

气脉沉涩，湿脉沉细，热脉沉数，血沉无力，痰应寸口，沉滑无比，食应气口，紧盛致疾。

痞满

痞与胀满不同，胀则外鼓有形，痞但内觉满闷，外却无形可证。病脏属心与脾，病源是火与湿，或因误下亡阴，以致虚作痞气。升胃兼用血药，全恃气药者非，庸手或复下之，变为膨胀不治。实痞大便必闭，厚朴枳实汤医。虚痞大便自利，四君芍陈为主。饮食所伤消导，兀兀上逆吐宜。满而不痛为痞，满而痛者胸痹。

脉

痞满滑大①，痰火作孽，弦伏中虚，微涩衰劣。

水肿

始起目窠②微肿，有如新卧起状，颈脉动喘股寒，胫肿腹大而胀，以手按腹即起，有如裹水之象。治法先实脾土，土实面色纯黄，土能舍水水流，肿满自然平康。其次须温肾水，骨坚肌肉乃强，阴水得温不冰，自然泮流无戕，脾肾骨肉相保，伐③北治在中央。腰以上肿发汗，腰以下肿利便，然须辨明阴阳，不可一治望痊。阴水色多青白，不渴尿清便泄，此宜温暖之剂，实脾复元可啜。若或发渴尿赤，大腑因而多闭，宜用清

---

① 大：原脱，据《嵩崖尊生书》卷五补。

② 目窠（kē颗）：即眼胞，亦作目裹。

③ 伐：原作"代"，据《嵩崖尊生书》卷五改。

平之品，五皮等药得济。然而肿势太狂，膀胱紧连阴囊，小道无一线通，分利何由得畅，必开大便逐水，随调脾土无恙。斤斤恪守旧规，闭门盗从何放，切忌面黑不治，胫股黄水自出，腘①破气喘不定，唇黑脐凸背平，缺盆与夫足心，若平皆不可治。然须戒房慎味，不守禁②忌难愈。

脉

阴脉沉迟，其色青白，不渴而泄，小便清涩，脉或沉数，色赤而黄，燥粪赤溺，兼渴为阳，沉细必死，浮大无妨。

胀满

按之不痛为虚，按之痛者是实。实者攻下随补，虚者调中益脾。时减时复为寒，温剂调之自已。大抵脾阴受伤，转输之官失职，心肺阳气不降，肝肾阴气不举，天地不交成否，隧道壅塞热积，热久生湿胃伤，胃不化谷成疾。治宜伐木补脾，伐木宜先养肺，然须滋肾制火，肺得清化始济。庸人纯用利药，暂快其病增剧。若还胸胀脐突，绝不能食不治胀满者，医书之所谓鼓胀也。

脉

胀满脉弦，脾制于肝。洪数阳热，迟弱阴寒。浮为虚胀，紧则中实。浮大者生，虚小危急。

积聚

脏积腑聚年久，传克不行结留。古方多用峻削，佐以辛香

---

① 腘（jǒng窘）：指人体肌肉较丰厚处。
② 禁：原作"紧"，据《嵩崖尊生书》卷五改。

热药。轻浅因以消化，久虚正气益削。正伤其积转甚，何以能去沉疴。养正满席君子，岂容小人在坐。

脉

快紧或牢，皆是积聚，肋积脉横，胃积沉实。凡积属阴，脉必沉伏，六聚沉结，癥瘕弦坚。诸病紧脉，痛必缠绵，虚弱者死，实强可痊。

痰饮

痰生由脾不足，不能运精输肺，经道瘀浊成病，治法必先补脾，脾复健运之常，痰自化而无迹。设或停积既久，有如渠壅逆流，若不疏决沟渠，何以澄清流走。痰于人身犹水，逆上决无此理，津液随气升降，治痰必先降气。然使调理失宜，气道因而壅闭，结而为痰为饮，病状千怪不一。亦有肾水①多唾，温补肾气可已，顺气分导为是，汗下损胃不宜。

脉

偏弦为饮，或沉弦滑，或结芤伏，痰饮中节。

咳嗽

风寒暑湿外感，先自皮毛入肺，肺受外邪成嗽，此为自外而入。七情饥饱内伤，邪气因而上逆，肺司出入气道，邪蒸因而致疾。伤风恶风寒热，伤寒恶寒无汗，伤暑烦渴饮冷，伤湿骨节烦冤。伤心喉中如梗，甚则咽喉肿痛。伤肝脚满肋痛②，甚则不可转动。伤脾痛在右肋，痛引肩背相接，甚则难以动移，

---

① 水：《嵩崖尊生书》卷五作"寒"。
② 伤肝脚满肋痛：《素问·咳论》云："肝咳之状，咳则两胁下痛，甚则不可以转，转则两胠下满。"故此处"脚"应作"胠"，"肋"应作"胁"。

动则咳出不歇。伤肾腰背引痛，甚则咳涎无节。伤肺喘息有音，甚则至于唾血。小肠咳则失气，胆咳则呕苦汁，大肠咳而遗屎，膀胱咳而遗溺，三焦咳而腹满，胃咳则长虫出。此皆由脏转①腑，然皆合胃关肺，甚而至于面肿，此为上气大逆。外感亦有不嗽，邪深皮毛难留。有嗽外感至轻，惟当发散立救。劳嗽久而后发，理气宜审气口。停食必兼消化，酸涩未可妄投。外感寒邪未除，未可便用补救。久咳肺热成痿，气喘不眠肺胀。治之各有法则，惟在因病酌方。

脉

咳嗽所因，浮风紧寒，数热细湿，房劳涩难。右关濡者，饮食伤脾。左关弦短，疲极肝衰。浮短肺伤，法当咳嗽。五脏之嗽，各视本部。浮紧虚寒，沉数实热，洪滑多痰，弦涩少血。形盛脉细，不足以息，沉小伏匿，皆是死脉，惟有浮大，而嗽者生。外症内脉，参考秤停②。

喘

喘病气急息数，张口抬肩撷肚③。病源皆本于肺，气盛逆上喘促。风寒暑湿外侵，肺气胀满喘频，七情内郁生痰，痰盛亦能发喘。外邪则祛散之，气郁调顺得安。胃虚必资温理，兼以调气始痊。肺盛多是火克，药味宜用甘寒。痰喘有声絮絮，火喘得食则减，大概胃中有火，兼之膈上有痰，误以燥热治疗，

---

① 转:《嵩崖尊生书》卷五作"传"，义胜。

② 秤停:衡量斟酌。元代张光祖《言行龟鉴·政事门》:"而吕宝臣尤善秤停，每事之米，必秤停轻重，令得所而后已。"

③ 撷（xié 斜）肚:形容喘剧时腹壁肌肉紧张，随之而起伏的样子。撷，把衣襟掖在腰带上兜东西。

以火治火大燃。呼吸急促无声，此为气短之喘，抬肩撷肚不休，明明胃虚何言。喘病不得眠卧，水逆浮肺成疴，脉浮虚涩阴虚，下之须臾有祸。更有产后喘急，此因下血过多，血竭卫气①无主，独聚肺中为祸，此名孤阳绝阴，大料芎归参和。

脉

脉滑肢温者生，沉涩肢寒者死，数者亦死，为其形损。

哮

呀呷②喉中作声，出入之气若壅，此因痰胶如漆，薄味化痰有功。

呕吐

脾病中焦壅塞，或因忧思寒结，亦有中脘伏痰，兼之胃受邪热，固缘气食有积，亦有停蓄瘀血。呕属有物有声，气血病属阳明，此病慎不可下，多服生姜有功，气逆辛以散之，此为调剂神工。吐则有物无声，血病而气不病。此病专责太阳，陈皮去白有功。若夫有声无物，此为少阳气促，此病专责在气，姜制③半夏为主。其有身背皆热，其气不续若歇，膈闷先呕后下，是为漏气风邪。其或下焦实热，气逆而呕便结，呕甚此为走哺④，人参汤药甚得。其有食已暴吐，此为上焦气热，宜先降气和中，间或通其闭结。其或干呕恶心，大半夏汤可切。诸

① 气：原作"风"，据《嵩崖尊生书》卷五改。

② 呀呷（yāxiā 押瞎）：吞吐开合貌。

③ 制：原作"治"，据文义改。

④ 走哺：病名。因下焦实热而致二便不通，呕吐不停。《张氏医通》卷四："下焦实热，其气内结，不下泌糟粕，而瘀浊反蒸于胃，故二便不通，气逆不续，呕逆不禁，名曰走哺。"

呕各有妙法，详见证治各节。

脉

呕吐无他，寸紧滑数，微数血虚，单浮胃薄，芤则有瘀，最忌涩数。

酸心

脾虚不能运食，肝气湿热郁积，内热为外寒束，标寒本热有殊。二陈加以连萸，佐以神曲苍术，湿热得行自痊，然必淡薄粝食①。

脉

脉多弦滑，沉迟寒邪，其或数洪，胸有痰热。

翻胃

三阳之热下结，以致前后闷涩，下闭必反上行，火逆因成膈噎。有因中气不运，其脉缓而无力，或服耗气药多，法宜补气运脾。有因血槁愈结，其脉数而无力，不能荣养肠胃，法当润肠滋血。若或气血两虚，口中必多沫出，沫大出者必死，昔人付之不治。有因火逆冲上，脉必洪数有力，滋阴清膈散中，杷叶芦根加剂。有因痰多裹食，脉必滑而有力，痰行食自得下，涤痰汤丸有济。有因脾火内衰，脉必沉微而迟，辛香温气可用，益阴药品佐入。有因气滞不行，其脉沉伏可取，二陈加以枳壳，四七木香青皮。有因瘀血在膈，阻碍气道成膈②，亦或因虫致病，取下血虫将息。喉中或如有块，昆布等品最灵，其或声不

---

① 粝（lì 厉）食：粗食。
② 膈：《嵩崖尊生书》卷五作"嗝"。

能出，竹皮之饮可用。其或矢细肢冷，沫出强治无功。

脉

膈噎之脉，寸紧尺涩，紧芤或弦，虚寒之厄，关沉有痰，浮涩脾积，浮弱气虚，涩小血弱。若涩而沉，七情所抟[1]，沉细散乱，或沉浮有，中按则无，皆主必死。

霍乱

心腹痛而吐利，寒热头痛奔戾，盖因阳升阴降，转筋入腹则毙。外因风寒暑湿，内因九气所致，世俗止谓停食，病源不明故非。多生夏秋交际，寒月亦由伏暑，吐泻甚则转筋，逢此须兼风治。若还肢冷唇青，此兼寒症可医。若其身热烦渴，气粗口燥兼暑，其或四肢重着，骨节烦疼兼湿。若还无此数症，此为多伤寒食。治之各有法则，慎勿乱投药剂。转筋甚而挛缩，舌卷囊缩不治，转筋分别寒热，香薷理中调理，其或入腹遍身，宜急委之勿医。其或烦渴求饮，前后各有方治，此病不可急食，食则助邪必毙。又有心腹绞痛，欲吐欲泻不能，俗名绞肠痧是，盐汤正气可用。胎产亦有专方，因时酌病细寻。

脉

霍乱吐泻，滑而不匀，或微而涩，或伏惊人，热多洪滑，弦滑食论。

关格

其上吐逆为格，不得小便为关，舌苔[2]水浆不下，格是胸

---

① 抟：原作"搏"，据《嵩崖尊生书》卷五改。
② 苔：原作"胎"，据《嵩崖尊生书》卷五改。

中有寒，阳气反下为关，关是热在丹田，胸寒治以热药，下热寒剂可捐。下主寒而客热，上主热而客寒，其或寒热合病，客治急而主缓。

脉

寸脉浮大，浮虚大实，头宜无汗，有汗者毙。

呃逆

病兼水气火痰，不可专指为寒，胃虚亦能致此，此在病后为然。伤寒经汗吐下，产后久痢久泻，患此多是胃虚，病后调理莫差。其余无疾患此，皆属实病宜下，诸逆上冲属火，治之要各有法。

脉

呃逆甚危，浮缓乃宜，弦急必死，结代促微。

嗳噫

病由火土气郁，良由实火痰滞。

嘈杂

肺伤不能平木，脾土冲和气沮，木挟相火化酸，肝木摇动中土。中土扰扰不宁，嘈杂如饥饿腹，发则求食自救，得食病①亦少苏。虽止少顷复作，土虚何由当木。治法务治痰饮，先须平木补土。临症务别虚实，不可一概糊涂。

脉

洪大属火，滑大痰多，弦细脾弱，肥人痰火。

---

① 病：《嵩崖尊生书》卷五作"疾"。

血症

血脉生化于脾，滋溉一身为荣，水谷精液所化，形气赖之强盛。苟或形役阳亢，阳盛阴必衰亡。盖虽阴从阳气，无阴气何倚桩。阳道实而有余，阴道虚常不足。阴固难成易亏，治之四物为主。然或气虚血弱，须用人参佐理。

脉

诸症见血，皆见芤涩，随其上下，以验所出。大凡失血，脉贵沉细，设见洪大，后必难治。

鼻衄

鼻窍上通于脑，血溢于脑故出，流传经络涌泄，有伤风寒暑湿，亦或七情暴动，皆能使血上溢。若夫酒炙跌打，此与内外无与。设脉细弦而涩，面色白夭不泽，此为脱血大寒，理中建中可啜。其或脉大而虚，心动面赤上热，此为少阴气盛，宜服三黄补血。实热犀角生地，尤当利其便坚。下虚上盛而衄，不宜过①用寒凉，四物参芪冬味，地黄丸引沉香。其余诸症亦多，治之各有方向。

齿衄

或因风壅成病，亦或由于肾虚，牙者肾骨之余，火炎由于水虚。胃热口必有气，出多脉洪有力，大黄去其黑粪，肾虚不在此例。

---

① 过：原作"通"，据《嵩崖尊生书》卷五改。

耳衄

专责肝与肾经，清肝补肾有功。

吐血

血症下出为顺，若从上出为①逆，一应血症上溢，除却虚羸另治。其他皆须却药，大黄用醋浸煮，苄②汁丹皮桃泥，引血使血下行，转逆为顺妙剂。庸人恪守四物，日事芩连柏知，气血伤而脾败，百无一生可惜。大凡血出口鼻，皆系上盛下虚，血水从气升降，理血先须降气。亦有气血③不摄，脉必微弱虚软，精神必且疲惫，宜用人参保元。其或上膈热甚，脉大不减精神，或觉胸中满痛，血块紫黑可认，生地赤芍归阿，滑石大黄玄粉，丹皮桃仁便下，此为釜底抽薪。若用急止之法，阿胶藕汁烧发，童便刺蓟墨汁，化下一服顿瘥。其余杂症多端，治之要各有法。

咳血

肺肾二脏相连，得病故亦相参。涎唾少血散漫，此肾相火上炎。痰中红缕咳出，此是肺受热煎。若咳白血必死，似肉似肺者然。热壅嗽血凉解，久④嗽损肺难捐。

咯血

咯唾同出于肾，肾火迫肺逆甚。肺为清虚之脏，何堪当此

---

① 为：《嵩崖尊生书》卷五作"则"。
② 苄（hù户）：地黄。《尔雅·释草》："苄，地黄。"
③ 血：《嵩崖尊生书》卷五作"虚"，义胜。
④ 久：原作"入"，据《嵩崖尊生书》卷五改。

炎侵。

溲血

淋痛溲血不痛，膀胱蓄热为癃。

下血

肠风血清色鲜，脏毒血浊色黯。要皆俗设名目，不必分门另言。紫黑腹中不痛，湿毒汤用黄连。鲜色腹中若痛，热毒芍药汤捐。

蓄血

三焦各有蓄血，俱在左手三脉。

头痛

太阳病恶风寒，脉浮紧而病巅顶痛及两额角，麻黄芎羌藁痊。少阳往来寒热，痛连耳根脉弦，小柴胡汤为主，肝胆得散自安。阳明发热自汗，脉长实而浮缓，葛根汤加羌活，此经盖不恶寒。太阴①病必有痰，体重腹痛为验，须知其脉沉缓，苍术星半芎蔓。少阴病脉沉细，寒厥足寒气逆，麻黄炮附细辛，以治此病洵济。厥阴痛引目系，厥冷痰沫吐出，兼之诊脉浮缓，吴茱萸汤可医。其汤麻羌各五，藁升芷蔓柴三，吴茱细辛黄连、半夏红花亦三，芩归柏苍芎十，煎之用水一盏。凡此六经头痛，皆挟外邪宜散。若夫血虚头痛，下自鱼尾上攻。若夫气虚头痛，九窍不利耳鸣。其或风湿热痛，病脑损目上壅。羌防炒连各钱，黄芩用三钱半，柴胡七分芎五，炙草五分之三。偏痛服之不愈，

---

① 太阴：原作"太阳"，据文义改。

减羌、防芎一半，柴胡一倍加上，只此便可望痊。如或发热而渴，加芷白虎可啜。痛连头旋眼黑，安神散药可撮川芎、细辛、羌活、槐花、炙草、香附、石膏各五分，荆芥、薄荷、菊花、防风、茵陈各一钱。其或热厥头痛，严寒尤喜凉风，见暖见火复作，清上泻火有灵。冬月大寒犯脑，令人脑齿皆痛，此是伤①寒之症，羌活附子汤用。余症犹有未尽，俱详本门方中。

心痛

痛极时吐清水，面清白者是虫。痛时有物阻碍，累累不下食攻。嘈痛快快欲吐，吐即稍宽痰停。胸臆相引闷结，得暖稍宽郁中。欲饮热酒稍解，或欲近暖寒风。自上而下如刮，自闻唧唧有声。胸臆相连无措，积血火载非虫。

脉

心痛微急，痛甚伏入②，阳微阴弦，或短又数，紧实便难，滑实痰积，心痛引背，脉微而大，寸沉而迟，关紧数锐。

腹痛

腹痛出气不行，经云通则不痛。绵绵疼无增减，喜热食者是寒。时痛时止不散，脉洪大数热煎。泻利并③作脉虚，此病感伤暑天。小水不利便泄，脉细知是湿染。眩晕或下④白积，溲不利而呕涎。得辛热汤暂止，脉滑是痰作愆。痛甚而利稍⑤

---

① 伤：原作"阳"，据《嵩崖尊生书》卷五改。
② 入：原作"人"，据《嵩崖尊生书》卷五改。
③ 并：原作"益"，据《嵩崖尊生书》卷五改。
④ 下：原作"不"，据《嵩崖尊生书》卷五改。
⑤ 稍：原作"捎"，据《嵩崖尊生书》卷五改。

减，食积其脉滑弦。酒积明知是酒，气滞腹必胀满。死血常处不移，脉涩而芤可见。七情内结不散，积聚坚牢如盘，心腹绞痛发止，发则与死相连，七气汤药最妙，治之屡服自痊。或有作止吐水，往来有块耕见，此是虫积为祟，鸡汁吞下梅丸。手可重按是虚，参术姜桂补痊。手不可按是实，芒硝大黄下安。其或丸肿牵引，一条冲腹①是疝。吐利或不吐利，肢冷痛极霍乱，小便数而似淋，甲错腹皮急甚，按之濡如肿状，绕脐生疮有因，此是肠痈宜下，脉必滑数不禁，小腹痛亦多端，常觉清冷虚寒，肉桂吴萸兼补，水闭用五苓故。按之愈痛是实，青皮香附温气。死血便利胀急，宜用破血之剂。

脉

沉弦细动，皆是痛症，心痛在寸，腹痛在关，下部在尺，脉象显然。

腰痛

欲过以致肾虚，七情六淫来伤，风痛牵引两足，或左或右无常。湿痛不喜天阴，久坐身体重沉。寒痛见寒则增，腰冷如冰脉紧。热痛脉必洪数，发渴便闭热甚。瘀血痛必脉涩，气滞脉必带沉。凡此外因皆标，肾脏虚弱其本，挟邪须先除邪，无邪惟②宜补肾。腰弱体倦膝胺，痛亦攸攸不甚，此是肾虚之候，亦分阴阳二因。若脉细而无力，怯怯短气不③利，宜用鹿茸羊肾，以补肾阳不足。若脉洪而无力，火炎小便黄赤，久之肾热骨痿，便宜补肾阴虚。肾着腰冷能食，重赘如带金石。胯痛单

---

① 腹：原作"服"，据《嵩崖尊生书》卷五改。

② 惟：原作"维"，据《嵩崖尊生书》卷五改。

③ 不：《嵩崖尊生书》卷五作"便"。

属湿热，腰软必用柏己。

腰痛之脉，必沉而弦，沉微气滞，弦损肾元，或浮而紧，风寒所缠，湿伤濡细，实挫闪然，涩必瘀血，滑痰火煎，或引背痛，沉滑易痉。

肋痛

左肋多是恶血，右肋悉是痰积，痰气亦流于左，然必血挎于气。不似右肋之痛，全然不作血治，其有各种不同，本门条分缕析。更有房劳过多，肾虚羸怯之辈，胸肋隐隐微痛，此病均属肾虚。气虚不能生血，肾虚不能约气。盖气血盛则流畅，若其少则壅滞，滞则生痛宜补，寻常治法殆非。

脉

两肋疼症，脉必双弦，紧细弦者，多怒气偏，沉涩而急，痰瘀之愆。

病机赋

三三

肩背脊痛

肩背分野属肺，痛悉责乎肺气。痛至不可回顾，肺气不行所致。汗出小便数少，风热乘肺气郁。亦有湿热痰饮，其或肾气上逆。或者看书对奕，坐久劳多所致。若夫病后初起，与夫元气素虚，必且牵引乳肋，亦或走注肩臂。此乃元气上逆，引使归元有济，不可复下疏刷，愈刷痛将愈剧。发汗患此居多，惟用温补为宜。若拘气无补法，多见误人致殂。盖汗能耗心液，痛因阳气不足。其或脊痛而强，腰折项拔头痛，此是太阳经滞，羌活胜湿最灵。其或跌打坠损，腰脊痛不可忍，此为恶血凝结，地龙汤药最任。

脉

脉必洪大，洪热大风。其或沉滑，主脊臂痛。

胳臂痛

此病所因不一，专主痰治则非。其有指掌肿痛，此则谓之手气。臂痛因其经络，宜先和血行气。

身体痛

有寒有热不等，外感内伤相并，湿热背重胸塞，风湿汗出懒动，其有伤寒身痛，本门诸方择用。

脉

伤寒表症，六脉俱紧，阴毒沉紧，身如被杖，汗后体痛，血气未和，其脉弦迟，伤湿脉缓，毒流关节，肢体重痛，不可转侧，气血虚损，弦小豁大。

麻木

麻木目缩责肝，在肤肺气不行，暑天两手麻木，热伤元气为然。其余各有所因，审病制①方细参。

痿病

痿病生于脏热，其伤专责脾肺，肺主气而畏火，其衰由于多欲，水衰火无所异，热邪因而侮肺。肺衰木无所畏，逞其虐而侮脾，肺热气无管摄，脾伤四肢不举。泻南西方得清，金盛

---

① 制：原作"致"，据《嵩崖尊生书》卷五改。

东方不实，补北南方自降，火戢①西方不虚。脾肺交相为用，治痿之法第一清金泻火，伐木培土。

脉

痿因肺燥，脉多浮弱，寸口若沉，发汗则错。足痛或软，专审于尺，滑疾而缓，或沉而弱。

脚气

此病分别干湿，以肿不肿为异，初起身痛发热，勿作伤寒误治，或有行起忽倒，或有胫肿膝细，或有小腹不仁，抑或怵悸吐逆，或有举头转筋，亦或气急恶食，风宜汗湿宜温，热宜下寒宜熨。此病速宜针灸，用汤淋洗大忌。春秋二时宜补，夏月专须汗利，入冬微加滋补，坐立勿在湿地。

脉

脚气之脉，其状有四。浮弦为风，濡弱湿气，迟涩因寒，洪数热郁。风汗湿温，热下寒熨。

破伤风

疮眼不合卫虚，风邪因之入里，亦有疮热郁结，白痂闭塞其气，气难宣②通热甚，热极因生风疾。看法先辨疮口，中风口平无汁③，中水边出黄水，皆欲作痉急治。此有表里阴阳，一同伤寒症医。

痉病

伤寒发汗过多，产妇溃疡皆成。其症身热足寒，头摇口噤

① 戢（jí 及）：收敛。《玉篇·戈部》："戢，敛也。"
② 宣：原作"宜"，据《嵩崖尊生书》卷五改。
③ 汁：《嵩崖尊生书》卷五作"汗"。

反弓，目中必有赤脉，头热面赤是痉。有汗名曰柔痉，无汗名曰刚痉。症属太阴湿土，土极反兼化风，兼化勿作风治，燥药在所宜惩。气虚兼有火痰，如圣饮子有灵。目瞪口开昏愦，药饵不如不用。

脉

痉病脉伏，弦沉而紧。

瘛疭

诸搐皆属于火，热盛风抟经络，风主动而不宁，风火相乘搐作。治宜祛风涤热，不可妄加艾灼。

脉

心脉急甚，此为心虚，若还满大，心火热实。肝脉小急，责在肝虚，肝脉若盛，泻肝救脾，脾脉急甚，肝乘脾虚。

眩晕

丹溪专主降火，《内经》专责肝木，要皆风火兼化，两动相抟挟虚。辟如火炎得风，往来旋转晕覆。

脉

风则脉浮，有汗不仁。寒则脉紧，筋挛痛甚。暑洪大虚，自汗烦闷。湿则吐逆，脉细而沉。左手脉数，是为热侵。右手脉实，痰积者深。脉涩死血，脉大病深。或伤七情，脏气作沴①，郁而生涎，结而为饮，随气上逆，令人眩晕。棱痛眼闭，寸脉多沉，疲劳过度，金疮吐衄，崩中去

---

① 沴（lì历）：气不和。

血，当随所因。

癫病

有时歌笑悲泣，语乱如醉如痴，喜怒动则不常，秽洁有时不知，似狂不如狂甚，得之志大抑郁，诸癫发则仆地，强起遗屎难治。

脉

脉虚可治，脉实死逼①。

狂病

始发少卧不饥，自称贤智贵倨，妄笑歌乐妄行，甚至猖暴刚戾，登高弃衣逾垣，皆非素所能习。治法抑其阳盛，神昏得睡可医。

痫病

发则昏迷不知，眩仆不省高低，甚而瘈疭抽掣，口眼㖞邪②目直，口内有声吐沫，醒后复发作戾，大抵痰塞经窍，始由惊动脏气。

烦燥

独烦不燥属热，惊悸兼烦为寒，烦者心中不安，此为③内热故然。独燥不烦属寒，惟内火盛热兼燥者，裸体燥扰，或欲井水中眠。内热有本故热，外热无根故寒。若还身不觉热，头昏不渴咽干。更兼清清不寐，此是心虚闷烦。

---

① 脉实死逼：《嵩崖尊生书》卷五作"实则死逼"。
② 邪：《嵩崖尊生书》卷五作"斜"。
③ 为：《嵩崖尊生书》卷五作"惟"。

惊

惊病心虚胆怯，有触辄动切切，此因惊忤心神，宁心壮胆斯得。

悸

悸病心血不足，无惊心自惕惕，多因富贵汲汲，抑或贫贱戚戚，思虑触事拂意，以致气①血耗虚，舌强恍惚善悲，补血滋其心帝。

恐

不能独自坐卧，必须人为伴侣，有如人将捕之，夜间无烛亦惧。此由肾热肝虚，补其精血自除。

健忘

药固安心养血，不如息心静摄。

脉

惊悸怔忡，寸动而弱。寸紧关浮，悸病乃作。饮食痰火，伏动滑抟。浮微弦濡，忧惊过却。健忘神亏，心虚浮薄。

汗

表虚血弱汗流，湿症淋漓不休，痰症津津浃背，亡阳气脱如油，阴虚盗汗无血，熟睡沾衾醒收。心汗盖缘思虑，一片常在心头。

脉

汗脉浮虚，或濡或涩，自汗在寸，盗汗在尺。

---

① 气：《嵩崖尊生书》卷五作"真"。

不卧

有因病后虚弱，老人阳衰者多。或因痰在胆经，或因思虑之过。挟喘治以喘法，厥逆照脚气药。

多卧

多卧皆属内热，或因湿胜服①泻，食入困卧因虚，补脾燥湿可悦。

身重

身重多属于湿，四苓补中益气，或兼起卧不能，小柴胡汤可入。身重汗②出恶风，防己黄芪为主，腹痛再加白芍，佐以甘草白术。夏月身重难转，除风去热胜湿。脾胃虚弱身重，参术之汤为主黄芪二钱，人参、陈皮各五分，升麻、柴胡、黄柏各三分，神曲七分，当归二分，苍术一钱，炙草四分，青皮五分，热服。

不能食

不食多属脾虚，切宜兼补肾脾，一切克伐③之药，慎勿多服权宜。若或饥不嗜食，此属脾肾寒湿。若夫恶闻食臭，此须导痰补脾。

喑病

中风舌不转运，痰涎闭塞舌本。体虚兼之有痰，参芪术归陈饮。若还消烁亡血，四物竹沥姜浸。舌强舌卷而喑，半身不

---

① 服：疑作"腹"。
② 汗：原作"汁"，据《嵩崖尊生书》卷五改。
③ 伐：原作"代"，据《嵩崖尊生书》卷五改。

遂方论。喉暗声哑①不鸣，诃子汤药补金。

消病

渴而多饮上消，消谷善饥中消，下消自是不同，渴而便数有膏。病愈须善调养，不然病将复浩。勿论愈与未愈，皆防痈疾堪悼。

脉

心脉微小，是为消瘅，滑甚阳盛，故为善渴，肺肝脾肾，微小渴多。若心软散，自愈不药。实大可治，悬小难医。

黄疸

色黄身痛湿病，身不痛者是疸，身肿发热汗渴，柏汁染衣黄汗②。此因热汗入水，脉沉黄芪汤捐。食已即饥身黄，卧时身体赤青，兼之憎③寒壮热，脾胃热气熏蒸。此是真正黄疸，脉浮腹和宜汗桂枝加黄芪汤，热服汗为度。若还腹满欲吐，直宜吐之为便。其或腹满溲赤，宜直下之自安。诸疸同是湿热，俱宜利水为先。又有阴黄血黄，治之各不一般。大率脾土受伤，湿热内郁不宣，抑④郁多生此病，淡黄易深黄难，焦黄益不可治，药饵勿纯用寒，宜以渗泄为君，佐以甘温自痊。用凉重伤脾土，变为腹胀迁延。

脉

五疸实热，脉必洪数，其或微涩，证属虚弱。

---

① 哑：原作"亚"，据《嵩崖尊生书》卷五改。
② 汗：原作"汁"，据《嵩崖尊生书》卷五改。
③ 憎：原作"增"，据《嵩崖尊生书》卷五改。
④ 抑：原作"养"，据《嵩崖尊生书》卷五改。

泄泻

泄泻原非一治,古人辨之甚详。治之勿问标本,皆宜利便为当。止有停食作泻,不可固止致殃。滑泄最忌五虚,脉细皮寒少气。兼之饮食不入①,参术早救可望。

脉

泻脉自沉,沉迟寒侵,沉数火热,沉虚滑脱。暑湿缓弱,多在夏月。

痢疾

诸痢多属于热,五色原属五脏。行血便脓自愈,调气后重自亡。治之须辛苦寒,佐以辛热为当。黑是热兼火化,瘀血若漆黑光。初痢自宜下积,积下气自升降。既下仍复不愈,止宜调阴顺阳。若其荣卫本虚,亦勿遽下致殃。先补荣卫充溢,然后下之为当。世人止知攻涩,拘拘守②乎数方。安知攻药耗损,甚至气败血亡。固涩又增郁满,肿胀喘呼③

脉

涩则无血,厥寒为甚。尺微无阴,下痢逆冷④。又曰无积不痢,脉宜滑大,浮弦急死,沉细不差。

大便不通

便秘原非一概,胃气虚实有差。实者能食便赤,麻仁等味自瘥。虚者溲利不食,厚朴一汤可解。又有风冷气热,老人津

---

① 入:原作"人",据《嵩崖尊生书》卷五改。
② 守:原作"手",据《嵩崖尊生书》卷五改。
③ 呼:《嵩崖尊生书》卷五作"吁"。
④ 冷:原作"令",据《嵩崖尊生书》卷五改。

液干结。亦有发汗利水，妇人分产亡血。硝黄巴丑皆禁，治之亦①有樽节②。

脉

阳结能食，脉浮而数。阴结不食，脉沉而迟。阳结宜下，阴结宜热。血虚津枯，大便努责，面无精光，脉必小涩。脉洪而数，血少有热，峻利妄用，恐走津液。

小便不通

溲秘须分气血，渴与不渴分别。渴而不利肺热，水之化源枯绝，不渴溲自不通，此是下焦热邪。甚者吐法提气，气升水自降泄。亦或通其大便，盖以疏通闭塞。

脉

鼻头色黄，小便必难。脉浮弦涩，为不小便。

淋病

小腹急痛引脐，小便出少不利。劳淋劳倦即发，血淋伤心血溅，或下液如脂膏，气淋数溲余沥，冷淋寒战后淋，皆缘热甚生湿。淋症切忌发汗，发汗则必血溺。又有小腹按痛，溲涩③上为清涕，此是胞痹④之症，肾着汤药可治。

脉

淋病之脉，细数何妨。少阴微者，气闭膀胱。女人见之，

---

① 亦：《嵩崖尊生书》卷五作"宜"。

② 樽节：抑止，约束。

③ 涩：原作"热"，据《嵩崖尊生书》卷五改。

④ 胞痹：病证名，又名膀胱痹。《素问·痹论》云："胞痹者，少腹膀胱按之内痛，若沃以汤，涩于小便，上为清涕。"

阴中生疮。大实易愈，虚涩者亡。

小便数黄赤

遍数出少非淋，不涩不淋①有分，亦有小便已毕，少顷又出不尽。此是行房忍尿，加减八味可任加五味子、肉桂者，以五苓减泽泻下。盛喜致小便多，此是喜极伤心，其或溲数便硬，脾约之丸宜寻。若单小便黄赤，责在小腹热侵。若为中气不足，补中益气最任。

小便不禁

小便遗失肺虚，节劳安卧养气。黄芪人参类补，不愈当责下虚。去热黄柏生地，亦或不治自愈。

遗精

勿论梦遗精滑，治之总无二理，责在心肝肾火，先治心火为主。寡欲之人患此，古方专主脾湿。

脉

心脉短小，两尺洪数，便浊遗精，其脉同科。

赤白浊

赤者心虚有热，白者肾虚有寒。大率御女穷欲，致伤肾气故然。便时茎中如割，窍端膏糊如②漩。小便却自清洁，河中济水分辨。此是败精腐化，湿热流注亦然。大抵精败者多，湿

---

① 淋：《嵩崖尊生书》卷五作"痛"，义胜。
② 如：《嵩崖尊生书》卷五作"澄"。

热十中一见。时医治以淋法，五苓八正病添。

疝病

绕脐小腹刺痛，此谓之小肠气。膀胱气痛①小腹，作痛止上毛际。与疝有形有声，上腹下囊自异。寒疝囊冷结硬，凡痛阴茎不举。此是伤湿伤冷，宜以温剂下治。水疝肾囊肿痛，阴汗状如水晶，或痒搔而出水，小腹按作水声，此宜逐去其水，使湿不结囊中。筋疝阴茎肿胀，或溃或脓②痛痒，亦或里急筋缩，或茎挺纵作殃，白③物随溲而下，得之房室劳伤，此宜大降心火，不然病深可伤。血疝状如黄瓜，横在小腹两旁，此为大热劳役，血流溢渗脬囊④，痛肿脓少血多，和血下之可康。气疝上连肾区，下而及于阴囊，或因号哭忿怒⑤，气即郁乏而胀，过则气散复旧，此宜散气可望。小儿胎中有此，不治妄药徒枉。狐⑥疝卧则入腹，行立出腹入囊，此与气病略同，逐气流经自康。癞疝阴囊肿坠，如升斗不痛痒，此是湿气所生，去湿之药宜详⑦。

脉

疝脉弦急，积聚在里，牢急者生，弱急者死。沉迟浮涩，疝瘕寒痛，痛甚则伏，或细或动。

---

① 痛：原作"腹"，据《嵩崖尊生书》卷五改。
② 脓：原作"浓"，据《嵩崖尊生书》卷五改。
③ 白：原作"自"，据《嵩崖尊生书》卷五改。
④ 脬（pāo 抛）囊：即膀胱。
⑤ 忿怒："忿"原作"分"，据《嵩崖尊生书》卷五改。
⑥ 狐：原作"孤"，据《嵩崖尊生书》卷五改。
⑦ 详：原作"痒"，据《嵩崖尊生书》卷五改。

目病

火盛百脉沸腾，邪害由血逆行，亦由脾胃虚弱，天明日月不明。脾为诸阴之首，脾虚五脏失精。治须养血安神，徒治标者无功。病目切忌风日，喜怒房劳酒横。惟当宽缓情性，谨慎调护始通。目病①总统于肝，白睛属肺脏中。白睛变赤暴发，是为肺金火乘。肉轮单属脾土，赤肿脾为火乘。黑睛肾水为主，肾虚花翳遍②睛。神光属之肝部，青睛被翳肝盛。赤脉属之心脏，血贯痛涩火盛。暴病皆火为害，经云热甚则肿③。审其经络部位，泻之立刻有功。久病皆属血虚，壮水滋阴为正。亦有寒过阳虚，火甚温剂从治。经云益水制阳，壮火以消阴翳。人知以寒伐火，不知壮水之主。专以辛香搽点，岂知辛香散气。

脉

眼赤火病，心肝数洪，右寸关见，相火上冲。

耳病

耳为肾家寄窍，肾和五音通妙。精脱肾惫则聋，外邪乘虚闭窍。其或气厥致聋，必时有眩晕证④。若或风邪外乘，气否时有头痛。劳聋因伤劳役，全在将息得宜。仍复劳役不止，必成久聋不治。虚鸣有声嘈嘈，目或见火风气。聚热耳中脓出，结核耳底塞窒。数者皆是聋候，颧颊色必黑漆。风则肾脉必浮，热则肾脉洪实，虚则肾脉涩弱，气则肾脉沉滞。散风清利其热，补虚开导其郁。

---

① 病：《嵩崖尊生书》卷五作"邮"。
② 遍：《嵩崖尊生书》卷五作"遮"。
③ 热甚则肿：《素问·阴阳应象大论》作"热胜则肿"。
④ 证：《嵩崖尊生书》卷五作"症"。

脉

耳病肾虚，迟濡其脉，浮大为风，洪动火贼，沉涩气凝，数实热塞。此久聋者，专于肾责，暴病浮洪，两尺相同，或两尺数，阴火上冲。

鼻病

鼻为肺窍司嗅，诸病皆是肺候。鼻中突生肉赘，湿热蒸肺作臭，白矾少和硇砂，吹之化水而流。胜湿合泻白散，化后二服立救。其或鼻色紫黑，酒气熏蒸于鼻，四物加以酒芩，合之陈皮生草，灵脂红花酒浸，气弱加以黄芪①，生姜煎下立任。总之温清通散，临症详察酌运。

脉

右寸洪数，鼻衄鼻齇。右寸浮缓，鼻涕风邪。

口病

五味内应五脏，口臭专是热伤，其或脾滞风热，心火炎上生疮。

咽喉

诸经邪皆能病，统之君相二火。一时火郁上焦，痰涎气血聚里。治法视火微甚，正治反治均可。撩痰出血甚便，少商出血立错止也。甚者蛾上刺血，苦②泻辛发妙药。

---

① 黄芪：《嵩崖尊生书》卷五作"酒芪"。
② 苦：原作"若"，据《嵩崖尊生书》卷五改。

脉

咽喉之脉，两寸洪溢，上盛下虚，脉忌微伏。

齿病

齿为骨余髓标，其病皆主阳明。齿痛风冷湿热，热涎壅①盛则肿，血因风热故出，虫由湿热而生，臭烂亦是风热，齿蚀至龂②虫盛，根露专责气热，动摇是血不荣。

脉

齿痛肾虚，尺虚而大，火盛尺洪。疏摇豁坏，右寸关数，或洪而弦，此属肠胃风热多涎。

唇病

唇专属乎脾胃，唇肿白皮皱裂，此是茧唇因火，大宜补血养气。大凡唇见诸症，惟先生血补脾，久用清热解毒，恐成翻花败溃。

舌病

心脾虚而不和，风寒中之卷缩，壅热攻之心脾，舌强裂而疮多。郁气舌斯肿满，舌出心经热过珍珠、冰片等分，敷之即收，或用巴豆一个，去油，纸卷纳鼻亦收。舌纵涎下多唾，方中益智加药。

面病

面部统属诸阳，五色内候五脏。面肿是风邪盛，面热多由

病机赋

四七

---

① 壅：原作"拥"，据文义改。
② 龂（yín 银）：即牙龈。

火狂，面寒只是胃虚，脾肺风热面疮①。

四肢

两肘责之肺心，两股责之肝气，四梢责之脾胃，肾气专主两膝。四肢肿满阳盛，四肢不举属湿。

筋病

转筋皆属血热，亦或感乎寒邪。

病机总论

诸风掉眩，皆属于肝。诸寒收引，皆属于肾。诸气膹②郁，皆属于肺。诸湿肿满，皆属于脾。诸热瞀瘛，皆属于火。诸疮痛痒，皆属于心。诸厥固泄，皆属于下。诸痿喘呕，皆属于上。诸禁③鼓栗，如丧神守，皆属于火。诸痉项④强，皆属于湿。诸逆冲上，皆属于火。诸胀腹大，皆属于热。诸燥狂越，皆属于火。诸暴强直，皆属于风。诸病有声，鼓之如鼓，皆属于热。诸病胕肿，疼酸惊骇，皆属于火。诸转反戾，水液浑浊，皆属于热。诸病水液，澄澈清冷，皆属于寒。诸呕吐酸，暴注下迫，皆属于热。

---

① 风热面疮：原作"面热风疮"，据《嵩崖尊生书》卷五改。
② 膹：原作"愤"，据《素问·至真要大论》改。
③ 禁：原作"病"，据《素问·至真要大论》改。
④ 项：原作"顶"，据《素问·至真要大论》改。

王应震①诗曰：一点真阳寄坎宫，固根须用味甘温。甘温有益寒无补，堪笑庸医错用功。一医诊治法有曰：见痰休治痰，见血休治血，无汗不发汗，有热莫攻热，喘生休耗气，精遗不涩泄。明得个中趣，方是医中杰。行医不识气，治病从何据？堪笑道中人，未到知音处。

---

　　① 王应震：明代医家，著有《王应震要诀》（一名《王应震先生诊视脉案》）。震，原作"辰"，据《类经》卷十二改。

校注后记

一、版本流传考证

《病机纂要》成书于清光绪二十年（1894），抄写于稿纸上，1 册，128 页，每页 8 行，每行 20 字，约 19000 字。根据《中国中医古籍总目》记载：《病机纂要》现存清光绪二十年甲午赵明（应为"赵明述"）抄本，藏于中国中医科学院图书馆。《全国中医图书联合目录》（1991 年版）与《中医图书联合目录》（1961 年版）均无此书记载，其他目录书如《中国医籍通考》《中国医籍大辞典》《中国分省医籍考》《中国丛书综录》《中国古医籍书目提要》等亦无著录。课题组成员前往中国中医科学院图书馆、中国国家图书馆、中国科学院图书馆、上海图书馆等多家大型图书馆实地考察，本书仅中国中医科学院图书馆藏一本。由此判断《病机纂要》清光绪二十年赵明述抄本为海内孤本，故将其定为本次校注整理的底本。

二、作者及抄写者的考证

据《中国中医古籍总目》记载：《病机纂要》为明代方广（约之、古庵）原撰，清代赵勇纂订，现存清光绪二十年甲午赵明抄本。课题组通过对该书的考察，发现该记载有误：

1. 《病机纂要》的作者是赵永，而非方广

《病机纂要》赵永（字子贞）序云："医道深远，医书浩瀚，今之业此者，未通门迳，辄自处方，余甚悯之，爰命小子述将

《方古庵用药赋》《尊生书·病机赋》抄出，疗症处方，庶不致大差矣，名之曰《病机纂要》云。"由此可见，《病机纂要》的内容摘抄自《方古庵用药赋》《尊生书·病机赋》诸书，并非只抄自《方古庵用药赋》。

实际上，《病机纂要》由四部分内容组成，其中只有《古庵方氏赋》为方广所撰，其他三部分均非出自方广之手，因此，方广不能作为此书的原撰，应是赵永纂订。

2.《病机纂要》是"赵永"纂订，"赵明述"手抄，而非"赵勇"纂订，"赵明"手抄

《病机纂要》封面右下角的落款为"子贞氏订"，序末的落款为"子贞永识"，文中《气血杂症赋》与《病机赋》前均标着此书的书名《病机纂要》，书名后的落款为"易水赵永子贞氏纂订，男明述喆臣氏手抄"，此外，书尾落款为"易水子贞氏识，子明述手抄"。由上可知，本书为易水的赵永纂订，其子赵明述（喆臣）抄录而成。《中国中医古籍总目》将"赵永"记为"赵勇"，将"赵明述"记为"赵明"，误。

三、内容考证

《病机纂要》由四部分内容组成，均摘抄自前代医家著作。其中《古庵方氏赋》和《病机赋》原书注明出处，经课题组考证，确定《古庵方氏赋》摘抄自明代方广（号古庵）《丹溪心法附余》卷二十四《附古庵方氏赋》，《病机赋》摘抄自清代景日昣（号嵩崖）《嵩崖尊生书》卷五《病机赋》。

其余两部分书中虽未注明作者和出处，但在其他著作中也

可查到相关内容。《气血杂症赋》在明代龚信纂辑《古今医鉴》卷一《杂病赋》中可查到相关内容,《眼科辨症用药赋》在清代傅仁宇撰《审视瑶函》卷一《识病辨症详明金玉赋》中可查到相关内容。

总 书 目

I

本　草

IV